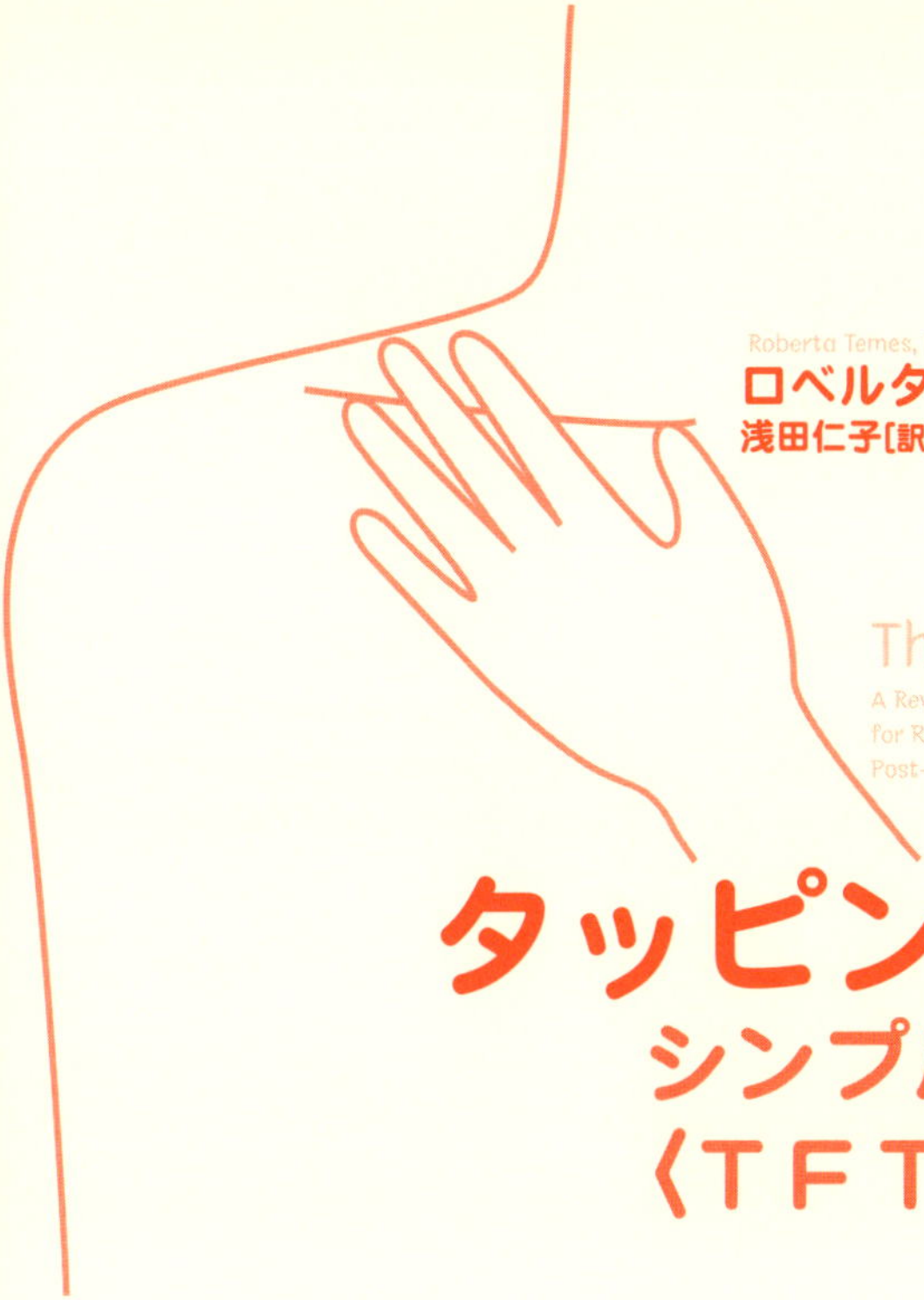

Roberta Temes, PhD
ロベルタ・テムズ
浅田仁子［訳］

The Tapping Cure

A Revolutionary System
for Rapid Relief from Phobias, Anxiety,
Post-Traumatic Stress Disorder and More

タッピング入門

シンプルになった〈TFT＆EFT〉

春秋社

本書の読み方・活かし方

本書を最後まで読めば、タッピングをしっかり理解できます。

でも、最初の**三章**だけを読み、あとは自分の状況と関係のある章を選んで読むだけでもうまくできるでしょう。

恐怖症が問題なら、**第4章**に進んでください。

第5章は、自分に自信のない人が職場での問題を解決するのに役立ちます。人間関係に助けが必要なら、**第6章**を読みましょう。**第7章**は、トラウマ的な体験の後遺症に苦しんでいる場合に必読です。

タッピングのコツをつかんだら**第8章**に進みましょう。タッピングの調整方法について、興味深い考え方が紹介してあります。

お子さんをおもちなら、一足飛びに**第9章**へ進んでください。すぐ恩恵にあずかれます。

いずれの章にも補足情報がついています。

「ホットスポット」を読めば、特定の状況に役立つタッピング・ポイントをすぐに思い出すことができます。**「生の声」**は、タッピングを実際に体験したわたしのクライアントたちの言葉です。また、ところどころに著名人の言葉から関連のあるものを引用しました。

各章末には**「まとめ　お忘れなく」**という見出しをつけた短い文章があります。この最終段落には、重要なまとめと、首尾よくタッピングを行なうための追加情報が提供されていますので、ぜひお読みください。

先ほど自分の状況に関連した章だけを読めばいいと書くには書きましたが、本音では、一言一句もらさず読みとおしていただきたいと思っている点はご理解ください。

本書を書いたのは、あなたの役に立ち、あなたを救いたいと思ったからだけでなく、あなたに楽しんでもらいたいとも思ったからです。わたしの診察室をのぞき、わたしのクライアントたちと知り合ったら、おもしろい話をあれこれ聞けます。さあ、どうぞお楽しみください。

謝辞

シェリー・バイコフスキー・アソシエイツ社の非凡なるエージェント、
ジャネット・ローゼンと、アヴァロン社の優れた編集者カイリー・フォックス
ならびにルネ・セドリアに心から感謝いたします。

もくじ

ケース別

こんなふうに使ってみる

情報

シート

タッピング入門

孫たちみんなに、
そう、エイブラハム、アリッサ、ベンジー、チャーリー、ハナ、ジョー、
ケイティ、リア、ザカリーに。

子供が闇を恐れるのは無理もない。
真の悲劇が訪れるのは、大人が光を恐れるときだ。
――プラトン

はじめに

わたしがこの本を書いた理由

わたしは主流医学にたずさわる心理療法士です。べたべたした触れあいは苦手です。実用主義者だから、何事にも根拠（エビデンス）が必要だと思うし、科学的資料を見せてほしいと思います。太極拳のクラスで静かにゆっくり、優雅に体を動かすより、エアロビクスでどたどた動き回るほうが好きです。それに、どうか呼吸法なんて教えようと思わないでください。悪いけれど、誰に教わらずとも生まれたときから立派に呼吸しつづけています。

――といいながら、わたしはこれからタッピングをお勧めしようとしています。こともあろうに、主流医学がまだ認めようとしない**タッピング**をです。いったいわたしに何が起こったのでしょう？　わたしは自分がどんなふうにこの方法を取り入れるようになったのかをはっきりさせようと思います。

発端は、わたしの心理療法を受けに来たひとりの患者でした。

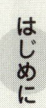

エレンは画家で、美術史の教授です。既婚で、子供がふたり、とくに波乱もない満ち足りた日々を送っていましたが、それがあの日を境に一変しました。まずいときに、まずい場所を車で通りかかってしまったのです。

負傷したわけではありません。それどころか、事故に巻き込まれてもいません。それでも、エレンは心に傷を負いました。半年後わたしの診察室にやって来たエレンは、隣車線の急ブレーキの音が**今もまだ**聞こえると訴えました。子供が飛び出したことをドライバーに教える歩行者の叫び声が**今もまだ**聞こえるといいます。そして、夜ベッドに入り目を閉じるたびに、大けがをしたあの子の姿が**今もまだ**浮かんでくるというのです。

エレンを診察したころのわたしはすでにセラピストになって何十年というベテランで、どんな治療をすればいいかよくわかっていました。

従来の精神分析的心理療法のテクニックを使い、認知行動療法のテクニックを使い、そのあと催眠も使いました。エレンは催眠が効いたといいましたし、実際、大きな変化がありました。でも、苦しみはつづいていました。相変わらずフラッシュバックがあったのです。フラッシュバックは以前ほど深刻ではなく、頻度も落ちましたが、それでもやはりつらいものでした。

わたしはうしろめたい気持ちになり始めました。

エレンは苦痛に耐えて診察室まで足を運び、高い代金を払い、わたしが出す指示すべてに従って**なお**、改善はあったものの症状は残っているのです。

ある日、エレンのケースについて考え込んでいたとき、心的外傷後ストレス障害（ＰＴＳＤ）の新しい治療法を紹介した本の広告が届きました。エレンはどこから見てもＰＴＳＤ患者でしたし、**わたしは彼女を助ける新しい方法を必要としていました。**

すぐにその本を注文しました。届いたのは粗末なペーパーバックで、タイトルも思い出せません。ちょっとおかしいんじゃないのと思うようなアドバイスがいくつか書いてありました。患者の顔と手の指をトントンと指先で叩《たた》きながら、いくつか特定の言葉をいえというのです。患者の鎖骨《さこつ》に触れろとも書いてありました。

いや、これはとうていわたしの手には負えません。そもそも、わたしは触れあってどうのというタイプではありませんし、なんといっても専門家です。どうして患者の鎖骨をつつき回したりできましょう？

この本の書き手は私には明らかに変人に思えました。でも、なんとしてもエレンを助けたいと思っていたわたしは、ためらいながら――猛烈にためらいながら――いくつかのアドバイスに従ってみました。わたしはタッピングをしませんでした。手順を教えて、エレンに自分でやってもらいました。これがまた厄介でした。指示がややこしいのなんのって。本当に奇妙に感じられる方法でした。でも、エレンはわたしのいうとおりにしました。わたしは指先を置く位置やタッピング中にいうべき事柄を指示しました。書きとめておいたメモを読んでいったのです。

一〇分もしないうちにエレンは微笑んでいました。

「これはどういうお呪《まじな》いなんでしょう？　わたし、重症を負ったあの子のことを考えても、まったく苦しくなくなりました。それに何より、そのことを考える気になれません。考えようと思っても、じっくり考えることができないのです。代わりに今思うのは、あれはもう過去のことだってことです。過去は過去、今は今。悲劇はもうおしまい。わたしは元気を出して自分の人生を歩いていかなくてはなりません」

エレンの治療が成功したことで、わたしは今度は自分が旅に出ようと思いました。

この驚くべきタッピングについて書いてあるものを手当たり次第読みました。タッピングのセミナーや会議、ワークショップに参加し、この世界の権威たちとの会合を予定に入れました。その後、心理療法を受けに来た自分のクライアントの多くにタッピングを手ほどきしました。効かないケースがないわけではありませんでしたが、多数のクライアントにとって変化は画期的でした。

この方法に取り組むようになって何年も経つと、わたしはわたしなりのやりかたを確立し始めました。著名な専門家たちとは必ずしも同じ考え方をしていなかったため、ある部分にはわたし独自の色を加えました。

しかし、何より出色なのは、**人びとがタッピングするのにわたしの存在は不要だ**という点をわたし自身が認識したことでした。クライアントは診察室まで来る必要がありませんでした。電話一本で、彼らは状況を説明し、わたしはタッピングの手順を教えることができました。

わたしはおおぜいの患者がタッピングに救われるのを見てきましたが、それでも疑問がたくさん残りました。結局のところ、この方法は科学的ではなく、医学界は承認しませんでした。当然ながら、わたしは学者として自分の資格証明書にそれを追記することはできませんでした。しかし、否定しようにも否定できないたいへん重要な事実がひとつありました。

それが**効きつづけるという事実**です。

つづいてわたしはeメールを介してタッピングのセッションを行なうようになりました。一〇分から一五分のタッピングで、クライアントの大半は治ったといいました。わたしはその言葉を鵜呑《うの》みにはできず、追跡調査を行ないました。何週にもわたって電話をかけつづけました。そのつどクライアントたちは「とても元気ですよ、ありがとうございます」といいました。驚いたことに、症状は再発しなかったのです。これには本当にびっくりしました。

クライアントたちが自らを癒すのを何年も見つめつづけてきたわたしは、今度はみなさんにタッピングを紹介しようと決めました。これまでわたしがタッピングで治療したクライアントはすでに相当数にのぼり、おかげでほとんどの人に役立てられるアイデアがまとまっています。わたしはあなたに**自らを癒せるようになってほしい**のです。

あなたにはそれができます。本当に自分の症状を取り除くことができるのです。

わたしがした珍しい体験をぜひあなたもしてください。

心に効く、タッピング

1 タッピングとは

タッピングとは、つらい感情を跡形《あとかた》もなく消し去る一方法です。数分ですみ、薬もトーク・セラピーも不要です。実に驚くべき、ときに信じがたいほどの、すばらしいセルフヘルプ・メソッドです。

ジェニファーの恐怖症

ジェニファーはタッピングと聞いて「妙なことを」と思いましたが、切羽詰《せっぱつま》っていたため、診察室に出向いて試してみることを承知しました。よくあるケースです。ジェニファーには日常生活に支障を来たす恐怖症があり、それをこう説明しました。

「ふだんからひどく神経質で、いくらか恐がりだってことね、とおっしゃるかもしれません。

でも、わたし、ついこの間までは、いくら恐いからって、そのことで悩まなくちゃいけないってことはなかったんです。つまり、クモとゴキブリのことです。虫を恐がる人はたくさんいますし、だから、自分に助けが必要になるなんて考えもしませんでした。ところが、仕事で新しいオフィスに移ってからというもの、恐くてたまらないんです。そのせいで仕事に取りかかれません。

今の仕事は大好きだから、転職なんて考えられません。だけど、今度入ったビルは以前パン屋さんだったために、パンくずを探しに来る虫が今もまだいるんです。クモはまだ見ていませんが、ゴキブリとアリは見かけるし、ほかにもモゾモゾはい回っているヤツがいます。

初めてのときは、実際、倒れてしまいました。よくわかりませんが、たぶん気を失ったんでしょう。二回目はあんまり大きな声で叫んだので、上のオフィスの男性たちが駆け下りてきました。警察に電話した人がいなくてよかったと思いましたよ。

とにかく問題は、自分のオフィスに入れなくなってしまったということです。入り口から先にどうしても足が進みません。恐くて足がすくんでしまいます。助けていただけるでしょうか。あ、ちなみに、わたし、ああした虫が自分を傷つけないってことはわかっています。わたしのほうがずっと大きいこともわかっています。

お願いですから、理性的になりなさいなんていって、わたしをばかにしないでください。そうなれるものならなりたいんです。

でも、体がどうしてもいうことを聞いてくれないのです」

ジェニファーは本物の恐怖症に苦しんでいました。この状態を彼女がばかげていると感じているのは正常だし、また、自分にはそれをコントロールできないと主張するのも正常です。恐怖症とは理不尽な過度の恐怖にしつこく囚われる状態であり、それは特定の状況になったとき発生します。本人が自分の不安反応が極端なことを認識していても、それをコントロールすることはできません。

セラピストによっては、何ヶ月も――もしかしたら何年も――かけ、このような不当な反応を発生させる原因となった出来事を患者の子供時代に見つけ出そうとします。ときにはこれがうまくいき、患者は恐怖の発端を特定できることもあります。

しかし、残念ながら、必ずしもそれで状況が変わるとはかぎりません。発端を知れば、恐怖症の理解には役立ちましょうが、除去はめったにできません。

ジェニファーは第七学年時の意地悪なクラスメートたちについて語り始め、お昼どきの学校の食堂で、彼らがアリの死骸を使って自分を震え上がらせたといいました。お兄さんのことも話したがりました。お兄さんとはひどく張り合っていたとのこと。わたしがご主人のことも聞きたがっているると考え、夫はリビングルームに備えた水槽でカエルを飼い、餌《えさ》としてコオロギを食べさせているといいました。

こうした話をほかのセラピストたちにしたかどうかを訊ねると、ジェニファーはもちろんしたと答えました。でも、それで効果があったかどうかを訊ねると、答えはノーでした。そこでわたしはいいました。

「じゃ、それはやめておきましょう。これまでやってきたことに効果がないなら、今度は別のことをしましょうよ。わざわざ子供時代の事件を話す必要はありません。代わりに、一〇分ほどわたしに時間をいただけませんか？　それであなたを救ってあげられると思います」

わたしは実際にジェニファーを救うことができました。ジェニファーがわたしの診察室に来たのはあの一度だけで、以来一年ほどになりますが、彼女は今、なんの問題も不安もなく毎日出勤できています。わたしはどうやってジェニファーを救ったのでしょう？

顔の二ヶ所と、手の二ヶ所、首の一ヶ所、体側の一ヶ所をタッピングするよう指示しただけです。かかった時間は？　すべて終えるのに五分ほどです。その間に、よく効くスポットを見きわめ、少し説明もしていますから、実質的にタッピングしていたのは二分くらいです。

そんなばかなと思うでしょう？　タッピンを試してみようとすらしないセラピストもたくさんいます。あまりに妙《みょう》ちくりんで、非科学的な感じがするからです。心理療法士は何年も——もしかしたら何十年も——かけてトーク・セラピーの複雑なテクニックを身につけます。一回のセッションで終わり、ほとんど話す必要のない治療法など、単純にすぎると考えるのです。同業者のひとりは、「この治療法が効かなきゃいいと思うよ。効果だってつづかなきゃいいと思うよ。だって、まちがいなく効果を上げて、しかもぶり返さないとなったら、長くかかる治療を受けに来院しつづける患者がいると思うかい？」といいました。別の同業者は、「タッピングが効果を上げるおかげで、自分がこれまでやってきたワークはほとんど無効になっちゃったわ」といいました。

規範を逸脱しなければ、進歩はない。——フランク・ザッパ

タッピングのさまざまな理論

タッピングの正確な作用メカニズムを本当に理解している人はいませんが、理論はいくつもあります。たとえば、プラクティショナーのなかには、つらい感情を体験すると「エネルギー場」に障害が発生すると信じている人がいます。つまり、エネルギーは体内の閉鎖系を循環しているとして、ときにこのエネルギーの流れが滞《とどこお》り、特定の部位に閉塞《へいそく》が生じると考えるのです。そのせいでエネルギー系が不調になると症状が生じ、症状は、ジェニファーのように恐怖症のかたちを取ることもあれば、その他の多々ある情緒障害のかたちを取ることもあるといいます。

こうしたプラクティショナーはむらが生じているエネルギー系のバランスを回復しなくてはならないと考えます。エネルギーがなめらかに流れ始めるようにするには、文字どおりエネルギーを叩いて動かさなくてはなりません。もちろん叩く部位は適切でなくてはいけませんし、あまり力を入れすぎてもいけません。優しくタッピングするのが望ましいとされています。

一方、感情に問題が生じると神経系内の電気活動がめちゃくちゃになると主張するプラクティショナーもいます。強烈な否定的感情によって体内の電気活動の流れが混乱するというのです。その

ほか、体内には電場ではなく、磁場があると信じているプラクティショナーもいます。

体内にはなんらかの「場」があるのでしょうか？　もしあるなら、具体的にどこにあるのでしょう？　エネルギーは本当に混乱するのでしょうか？　思考がエネルギーの流れを乱すのでしょうか？　深刻な状況に対する感情的な反応がエネルギーの流れを乱すのでしょうか？

たしかに数多くの理論があり、数多くの理論家がいます。ただ、エネルギー場の存在すら信じていない人もいるということもご理解ください。エネルギーが心の健康に影響を与えうる普遍的な生命力であるという科学的な証拠はまったくありません。とにかく、今はまだ見つかっていません。それにもかかわらず、何百というプラクティショナーが日々、自分の心理療法にタッピングや関連メソッドを取り入れ、よい結果を出しているというのが実態です。

エネルギー心理学

エネルギー心理学（EP：Energy Psychology）という用語は、西洋の従来の心理療法における考え方と、鍼《はり》など東洋の医学に対する考え方を合体させた種々のテクニックを指しています。さまざまな治療法を取りあわせて使うホリスティック・ヘルスのプラクティショナーは、しばしば自らのワークをエネルギー心理学の一部であると定義します。タッピングはエネルギー療法のひとつだとみなされることもあり、振動療法と呼ばれることもあります。

エネルギー心理学のプラクティショナーたちは自らの治療法を、薬を使わずに患者を助けるすばらしい方法だと考えていますが、従来の医学を使うべき状況が数多くあることもはっきり認めています。ＥＰは従来の医学に代わるものではなく、補足するもの、あるいは、通常の治療に先んじて使いうるものと位置づけられています。ＥＰが効果を上げ、問題が解消すれば、患者はそれ以上治療をつづける必要はありません。ＥＰで効果が出るには出たが、完全な解決にいたっていないという場合は、それから通常の治療を行なえば、すみやかに結果が出るでしょう。

ＥＰは不安によるストレスや、怒り、罪悪感、嫉妬、恥辱《ちじょく》といった感情によるストレスにはよく効きますが、**生物学的原因によることが明らかな症状や病気の治療法にはふさわしくありません。**大うつ病、躁うつ病、統合失調症のほか、たいていの病気が後者に該当します。主流医学の医師のなかには、ＥＰに反対する立場を取る人もいますが、それは、患者が従来の治療を受けようともせず、自分で病気を治そうとした挙句、ときによくなるどころか悪化したり、重大な誤診をしたりするのではないかと心配するからです。

恐いのは、ＥＰが症状は軽減しても、隠れている病因を突き止めることをしないため、その結果、病気が蔓延《まんえん》して治療不可能になり、主流医学の医師が診たときには手遅れになっているかもしれないという点で、これを懸念するのは理に叶っています。エネルギー療法は腑《ふ》に落ちないと思っている主流医学の医師でも、その思いとは裏腹に、超音波装置や経皮《けいひ》的電気刺激（ＴＥＮＳ）を痛みの標準的治療法の一部として使って患者を治療する者もいます。

ＴＥＮＳ療法は電気的な刺激を使って痛みを軽減する方法で、その装置は、痛みの源に近い皮膚上に置いた電極から低電圧の電流を送るようになっていて、電極から流れる電気が患部の神経を刺激しします。大脳がこうした電気信号を受け取るとき、いつもの痛みの信号はある程度中和されるため、患者はいくらか楽になります。これは結局、主流医学の医師たちがエネルギー場の存在を信じている証拠であると、ＥＰのプラクティショナーたちは主張しています。

タッピングと経絡《けいらく》

ロジャー・キャラハン博士はエネルギー心理学の熱心な支持者です。一九八一年、彼はタッピングの先駆者となり、体の特定のツボをタッピングするだけで心理的な症状は治癒すると主張しました。エネルギーが経絡《けいらく》内に閉じ込められると症状が発生すると彼は信じています。

では、経絡とはなんでしょう？

中国の医療従事者や、昨今ではアメリカの一部の医療従事者も、経絡は皮膚上にある特別な部位で、体内を走るチャネルを表わすものだと考えています。そして、**気**と呼ばれる人間の生命力がそうしたチャネルのなかを流れているとしています。（インドでは、生命力は**プラーナ**と呼ばれています。これは、世俗的な表現を使えば、胆力と人格と個性ということになりましょう。）

この生命力は体内をめぐりながら全細胞に栄養を与えることによって、その人のバランスと健康を保ってくれます。しかし、支持者によれば、エネルギーはときに経絡で滞ったり、バランスを失ったりします。気がきちんと流れていれば、すべてが順調で、心身に調和があるとされています。各経絡は固有の感情と結びついていると信じている人もいます。

この説を信じていない人びとは、当然、人間の生理に経絡は存在せず、心拍と脈以外にエネルギーだの生命力だのというものはないと主張します。信奉者たちは、特定の経絡は特定の内臓器官に対応しているといいます。信じていない人びとは、あのツボも勝手に決めたものだといいます。気は哲学的なもので、科学的な現象ではないという点については、多くの人びとが信じています。

肝心なのは、疑問をもつのをやめないことだ。　──アルバート・アインシュタイン

遠い昔の知恵

みなさんはたぶん、アイスマン「エッツィー」の話を聞いたことがあるでしょう。エッツィーは、一九九一年、イタリアとオーストリアの国境にあるアルプス山中で発見されました。ハイキング中の旅行者が見つけたのです。

低温のためにミイラ化したエッツィーの体を放射性炭素で測定すると、紀元前三三〇〇年のものだということがわかりました。興味深いことに、彼の体には数多くのタトゥーがあり、それらは、現在鍼《はり》のツボとして知られている部位に入っていました。

これはどういうことでしょう？　そんな以前から人類は体の特定部位から癒し効果が得られるこ

とを知っていたのでしょうか？　オーストリアのグラーツ大学の科学者たちはアイスマンを研究し、その結果を権威ある医学雑誌『ランセット』に発表して、数千年前、鍼が治療に用いられていた可能性があると説明しました。こう結論づけたのは、エッツィーの体をX線撮影した結果、彼が腰・膝《ひざ》・踵《かかと》・脊椎《せきつい》に関節炎を発症しており、見つかった九つのタトゥーは、現代の鍼治療師がそれらの症状の治療に使う部位にあることが明らかになったからです。論文は、「総合すると、九つのタトゥーは石器時代からの医学報告、すなわち、痛みが生じたときに鍼を打つ部位を示した自己治療用の目印だと考えていいでしょう」と結ばれています。

型にはまらない思考の奨励がとりわけ重要になるのは、重大な局面に立たされたときである。そういうときには、これまでと違う言葉や考えのひとつひとつが金よりも貴重になる。いや、たしかに、独自の考えをめぐらす権利は奪ってはいけない。

——ボリス・エリツィン

鍼《はり》治療

中国伝統医学は、鍼《はり》治療が病気を治すための有効な方法であることを認めています。鍼治療の基盤にあるのは、体内のエネルギー・バランスを回復させることによって人間の体は癒され、さまざまな症状が解消するという理論です。

治療は、ステンレス製の特別な鍼を経絡上の特定のツボに刺入して行ないます。刺入した鍼はエネルギーの障害物を取り除き、その結果、崩れたバランスを回復して症状を軽減するとされています。低周波の電流を鍼に流して刺激を高めることもあります。

もう少し科学的でありたいと考える中国人以外の理論家のなかには、鍼《はり》治療の鍼は神経系を刺激して化学物質を放出し、それを脊髄《せきずい》や大脳、筋肉が吸収できるようにするのだと主張する人もいます。そうした化学物質がいったん吸収されると痛みは軽減し、他の有用な化学物質が体内に放出される引き金となります。

これは、鍼治療が人間に生来備わっているオピオイドの作用を活性化させるという理論に基づいています。オピオイドは脳内化学物質で、痛みの軽減に関わっています。鍼治療は神経パルスをコントロールする脳内化学物質の放出状態を変化させることによって大脳内部の化学的性質を変えると信じている科学者もいます。こうした化学物質は神経伝達物質と呼ばれています。

米国立衛生研究所（NIH）は鍼治療の有用性を確定するために複数の研究を開始しました。（医学界は、中国の医学雑誌から取り出した研究報告はアメリカの科学水準に達していないとしています。）鍼治療の効果に関する研究を行なっているのはNIHの一部署で、代替医学局と呼ばれています。

これまでのところ、鍼治療は時と場合によってはなんらかの効果を上げるが個人差もあるという結果が出ています。つまり、特定の状況下において、痛みを抑え、血液循環を改善し、免疫機能を高めることもあるとされ、主流医学と併用すれば、腰痛や術後の歯痛、吐き気、嘔吐《おうと》に効果があるかもしれないとされたということです。米国がん協会は禁煙テクニックのひとつとして認めています。

承認された範囲はこのようにかぎられてはいますが、上記の病気を軽減しようとして、多くの人びとが定期的に鍼治療師のもとに通っています。

他のボディワーク

指圧は鍼治療と同じツボを利用しますが、鍼は使いません。代わりに、ツボ上に強い圧力をかけます。タッピング・セラピーで用いられるのは、この指圧のツボです。

仁心術は日本由来のボディワークでありヒーリングであって、エネルギーはエネルギー・ロックと呼ばれる特定の部位に閉じ込められるという仮定が根底にあります。症状を取り除くためには、こうしたロックを優しく押さえることによってエネルギーを解放しなくてはなりません。仁心術は、特定のツボを使って体内に重要な変化を起こそうとする代替療法のほんの一例で、こうした治療法はゆっくりながら主流に近づきつつあります。

欧米の医師には鍼治療や指圧を受け入れたがらない人がまだまだ多く、その理由は、たいてい、こうしたテクニックがなぜ効くのか正確なところが解明されていないということです。また、欧米の主流医学の医師たちは治療を始める前にまず診断を下したいと考えますし、エネルギーの流れとそのアンバランスという前提を病気の根拠や治療の理論的解釈として必ずしも認めていないということもあります。

TFT――タッピングの誕生

指圧や鍼《はり》治療の概念は物議をかもすには不十分だとでも思ったか、キャラハン博士は一九八〇年代に登場したとき、特有な部位への鍼や指圧を患者に受け入れてもらおうとはしませんでした。そうです、博士は経絡《けいらく》上のスポットを特定の順序でタッピングするよう指導したのです。患者たちはすばらしい結果を出しました。

博士は二重盲検試験は行ないませんでした。科学的な臨床試験も行ないませんでした。それでも、多くの患者を、無数の患者を救ったのです。重い症状を抱えてやって来た患者たちは、一時間もしないうちにすっかり元気になって診察室を去っていきました。

ロジャー・キャラハンは自らの治療法を**思考場療法**（TFT）と呼び、目的を達成するために数多くのタッピング・スポットを利用します。

では、思考場とはなんでしょう？　キャラハン博士によれば、気が動転するようなことを考えているとき、わたしたちの体のエネルギー系には実際に混乱が生じているといいます。そのときの思考内容を取り囲んでいる思考場は、もちろん目には見えませんが、行動や感情に影響を与えつづけているというのです。

キャラハン博士のテクニックは数多くのタッピング指導者を産み出してきました。そして、そのひとりひとりが自分なりのひねりを加え、方法を改善してきました。指導者によっては、タッピングしながら問題について話すよう指示する人もいれば、タッピングしながら問題について考えるよう指示する人もいます。また、タッピングと同時に、自分自身を受け入れる内容のアファーメイションを唱えるのを好む人もいます。さらに、タッピングの最中にハミングしたり歌ったりするよう要求する人もいます。タッピングの手順に呼吸のエクササイズを組み入れる人がいるかと思えば、タッピング中は沈黙して特定の心的イメージに集中するのをよしとする人もいます。

タッピングは意外に普遍的?

それにしても、苦痛を軽減するために、異なる文化が時代を超えて似たような方法を提唱してきたとは、おもしろいと思いませんか? もし体の特定部位に触れるという考え方になんの妥当性もないとしたら、こうした方法は存続してきたでしょうか? 理論的な基盤ははっきりしないにもかかわらず、そこからはなんらかの救いが得られることもあったに違いありません。

第2章では、タッピングを行なうのに必要なタッピング・スポットをすべて紹介します。たぶんみなさんも、わたしのクライアントの多くと同じように気づくでしょう。慰めや安心が必要なとき、自分が本能的に体のそれらの部位を見つけていることに——。

たとえば、緊張したとき爪を噛みませんか? 爪のいくつかはタッピング・ポイントだと考えられています。動揺したときには、こめかみあたりをさすりませんか? 顔のその部位もタッピング・ポイントです。本書を読み進むうちに、タッピングは自分を落ち着かせるごく自然な方法だと思うようになるかもしれません。

感情の問題に向けて行なうエネルギー系へのタッピングは、ノーベル賞に値するほどすばらしいヒーリング・テクニックだ。ヒーリング科学に与える影響は必ずや絶大なものになる。わたしたちは今、たしかにヒーリングという高層建築の一階部分にいる。幸いにも多くの人びとがこのアイデアを実験し、たいへん興味深い掘り出し物も見つかっている。やがて、もっと多くを学び、古い考え方を捨てて新しい理論を採るときが来るだろう。

――ゲアリー・クレイグ（タッピングの初期導入者、ＥＦＴの創始者）

知るべきか、知らざるべきか

チキンスープが美味しいのは、野菜とスパイスとブイヨンが一体化しているからです。チキンスープを味わうのに、どの味蕾《みらい》が刺激され、舌のどの部分が関与し、消化中には食品用酵素が厳密にどう作用しているのかといったことを知る必要はありません。

科学者にとって、タッピングはチキンスープではありません。感情や思考を変化させる方法であり、試食に合格すればいいというものではありません。科学者は当然ながら、なぜそれが効くのかを知りたがります。

でも、わたしのクライアントのジェニファーには、なぜタッピングが効いたのかを理解する必要があるでしょうか？

いいえ、ありません。多少けむに巻かれた感はあるにしても、恐怖症が治ってとても喜んでいます。

では、わたしには、なぜタッピングが効くのかを理解する必要があるでしょうか？

いいえ、ありません。もちろん、この方法の科学的根拠を知りたいとは思いますが、わからないからといって使用をやめようと思ったことはありません。一回のセッションでクライアントを救えることに感謝しています。わたしは原則的には非科学的なテクニックに反対ですが、正直いって、証拠を無視することはできません。しかも、タッピングがたいていの人に効くことをあらゆる証拠が示しているのです。だから、わたしは喜んでこの治療法を使いつづけるつもりですし、副作用がまったくないうえ、クライエントがつらい思いをしないですむことを嬉しく思いつづけるでしょう。クライアントたちも喜んでいます。なぜって、すぐ快方に向かうし、銀行からお金を借りる必要もありませんから。

わたしは今、かつて心理療法で何ヶ月もかけてやっていたこと――ときには何ヶ月かけても失敗したこと――を、一回のセッションで達成しています。タッピングが悪影響を与えるなどということはありえません。無害のテクニックであり、途方もない恩恵を与えてくれるものだといっていいでしょう。ひとつだけタッピングに欠点があるとしたら、それは、まったく効かないケースが（まれに）あったり、さらに必要な助けを求めようとしなくなったりすることです。ですから、もし自分の症状がタッピングにまったく反応しない場合は、どうか別の専門家に助けを求めてください。

いうまでもなく、タッピングの作用メカニズムが明らかになっていないという点にはマイナス面があります。科学的根拠がないために、科学的信念を貫く数多くのプラクティショナーはタッピングを学んでみようとさえしません。その結果、彼らの患者は確実な治癒のチャンスを奪われています。保険会社はタッピングについての支払いを拒否しています。

また、これまでアメリカでは、タッピングの調査・研究を確立しようにも、たいした資金が投じられてきませんでした。科学的な基盤がなければ、政府後援の臨床試験や無作為試験グループに投入する資金を得ることができません。厳密な科学的調査を受けられなければ、わが国でタッピングが広く採用されることはないでしょう。

タッピングの科学について、ニューヨーク州立大学ビンガムトン校心理学部教授スティーヴン・ジェイ・リン博士は以下のように述べています。

「思考場療法（ＴＦＴ）についていえば、身体の生体エネルギー系の乱れが心理的問題の原因であり、経穴（ツボ）へのタッピングによってどうにか心の健康を回復できるというが、それを信じる理由は何もない。もし生体エネルギーの流れと感情障害に関係があるという科学的根拠がまったくなく、また、ＴＦＴがそうした流れを逆転させるという確かな証拠も皆無であるなら、TFTには信頼性が欠けているということになる。……もちろん、別のパラダイムで捉えれば、TFTを使ったのちにどんな利益が観察できるかをひょっとしたら説明できるかもしれない。しかし、TFTの支持者には、ほかの治療法と比較したうえでTFTの有効性を証明し、なおかつ、TFT適用に伴う好結果について説得力のある理論的根拠を示すという重責が課せられる」

新しい考え方に対して懐疑的になることは必ずしも悪いことではありません。実際のところ、インチキかなと思う末端科学の報告のほとんどは、結局はインチキであることが判明します。しかし、証拠を観察することができ、適切な調査を行なうことができるというのに、研究もしないで理論を否定することは許されません。

生の声　リンダ・シャピロ

熟練の家族療法士であり、嗜癖《しへき》のカウンセラーでもあるリンダ・シャピロは、数年前にわたしがタッピングに言及したとき、タッピングは信用に値しないとはねつけました。従来の心理療法を必要とする人びとをそれで助けようだなんてインチキだと考えたのです。しかし、彼女はその後、考えを変え、以下の手紙をわたしに送ってきました。

ロベルタ博士、先週のあの日、片頭痛に苦しみながら早朝あなたに電話したとき、わたしは必死でした。慢性片頭痛――何が引き金になっているのかいまだにわかりません――の予防薬を飲んでいたのに、すさまじい頭痛で目が醒め、猛烈にイライラしていました。一週間つづくライターのためのワークショップに出席することにしていたのですが、あの日はその初日だったからです。でも、あまりの痛みに、どうやって会場まで運転したらいいのか、たとえ会場に着けたとしても集中できるかどうか、判断がつかなくなっていました。あなたはわたしが数年前タッピングの概念を信じようとしなかったのを憶えていたのに、あの朝、とにかく試してごらんなさいといって譲りませんでしたね。どこをどうタッピングするのか、タッピングしながら何をいえばいいのかを電話で正確に指示しながら、わたしが最後まで手順を踏めるようにしてくれました。おかげであの片頭痛が消えたばかりか、その日は終日、頭痛は起きず、あれこれあった心配もどこかへ行ってしまいました。わたしはワークショップに参加し、目を醒ましてしまったほどのあの痛みのことも、ぶり返しを心配していたこともすっかり忘れて過ごしました。

でもその後、あの週の暑さと湿気のせいで（かどうかは定かではないけれど）、やはり毎朝片頭痛で目が醒めました。でも、毎回――パニックに陥るのではなく――タッピングで頭痛を消せばいいだけでした。あなたにはどれだけ感謝しても感謝し足りません。今は、あれがなぜ効くのか、どう効くのかは知りたいとも思いません。ひたすらあのマジックを楽しんでいます。どうかこれを広めてくださいい。あなたにしかできないことなのだから！

確立した理論はなくとも

心からの感謝を込めて　リンダ

理論的に立証できなくても前進しなくてはならないこともあります。

つい先ごろ、ある巨大企業の投資責任者たちが取締役の面々に対して誇らしげに年度末の数字を提示しました。金融資産は最高レベルに達し、会社の有価証券は一般市場を著しくしのいでいます。これだけすばらしい業績が上がったのはひとりの有能な投資責任者のおかげでした。重役たちは彼に投資取引の戦略を説明するようにいいました。彼の説明はわかりにくいものでした。重役たちはひとりを除いて全員が、「わかりにくい戦略ではあるが、上出来だ」と認めました。唯一異議を唱えた重役は納得せず、こうコメントしました。「そうだな、これは実地では機能するが、理論上はいかがなものか？」

タッピングは、否定的な感情から特定の記憶をすみやかに、かつ永続的に分離するようです。タッピングのあとは、かつて耐えがたかった記憶について考えたり話したりしても、感情的な反応は起きません。気にならなくなり、動じることがなくなります。

タッピングはトラウマのもつ感情的な苦痛を根こそぎにします。また、かつて恐怖やパニックを引き起こした状況に陥っても、タッピングをすれば平静になることができます。以前に不安を誘発した状況——たとえばジェニファーの昆虫恐怖症——に対して先手を打ち、それを考えたときに起きる恐怖や不快感を感じないようにすることができます。そうなれば、死ぬほど恐いと思っていたことも、思いきってどんどんできるようになります。

本書には、どこをどうタッピングすればいいのかが書いてあります。みなさんはストレスから解放されます。症状は消えてしまいます。

たぶんいつか、タッピングの作用メカニズムがすっかり解明される日が来るでしょう。その日が来るまで苦しみつづける必要はありません。今こそ症状を取り除くときです。タッピングで、すみやかに永続的に治してしまいましょう。

まとめ　お忘れなく

タッピングすれば、特定の思考からつらい感情を分離することができます。過去の出来事やこれから起きる出来事について考えても、否定的な感情を抱かないでいられるようになります。

タッピングの２ステップ

2 タッピングの「ツボ」を知ろう

あなたの心の健康は、今、まさにあなたの手中にあります。タッピングが苦痛の症状を取り除いてくれます。あなたは特定の思考と結びついた否定的な感情から解放されます。その思考内容についてこれからも考えるでしょうが、不快な感情は湧いてきません。つらい気持ちが残っていたとしても（たぶんそういうことはありませんが）、遠い記憶のように感じられるはずです。

トーク・セラピーは不要

タッピングで効果を上げるのに、心理学的な介入は不要です。過去について話す必要はありません。お母さんがどうだったとか、お父さんがどんなひどいことをしたとか、トイレット・トレーニングが苦痛だったとか、育児の仕方に問題があったとか、そういった類の話をまったくしなくていいのです。誰かを責めるということがありません。トーク・セラピーは不要なのです。仕切るのはあなたであり、あなたがこの穏やかな方法をコントロールします。薬を使いませんから、副作用もありません。あなたがあなた自身をタッピングします。

タッピングをはじめよう

① **タッピングするスポット（ツボ）を知る。**

まず、体のタッピング・ポイントをすべて特定しなくてはなりません。

たいていのスポットは**顔**と**手**にあり、いくつかは**上半身**にあります。使う可能性のあるスポットをすべてお教えしますが、ご心配なく。たぶんあなたが使うのはそのうちの数ヶ所だけでしょうから。

〔次頁から顔・手・上半身の各スポットを図で示します。わからなくなったらこの頁に戻って確認してください〕

5つあります。

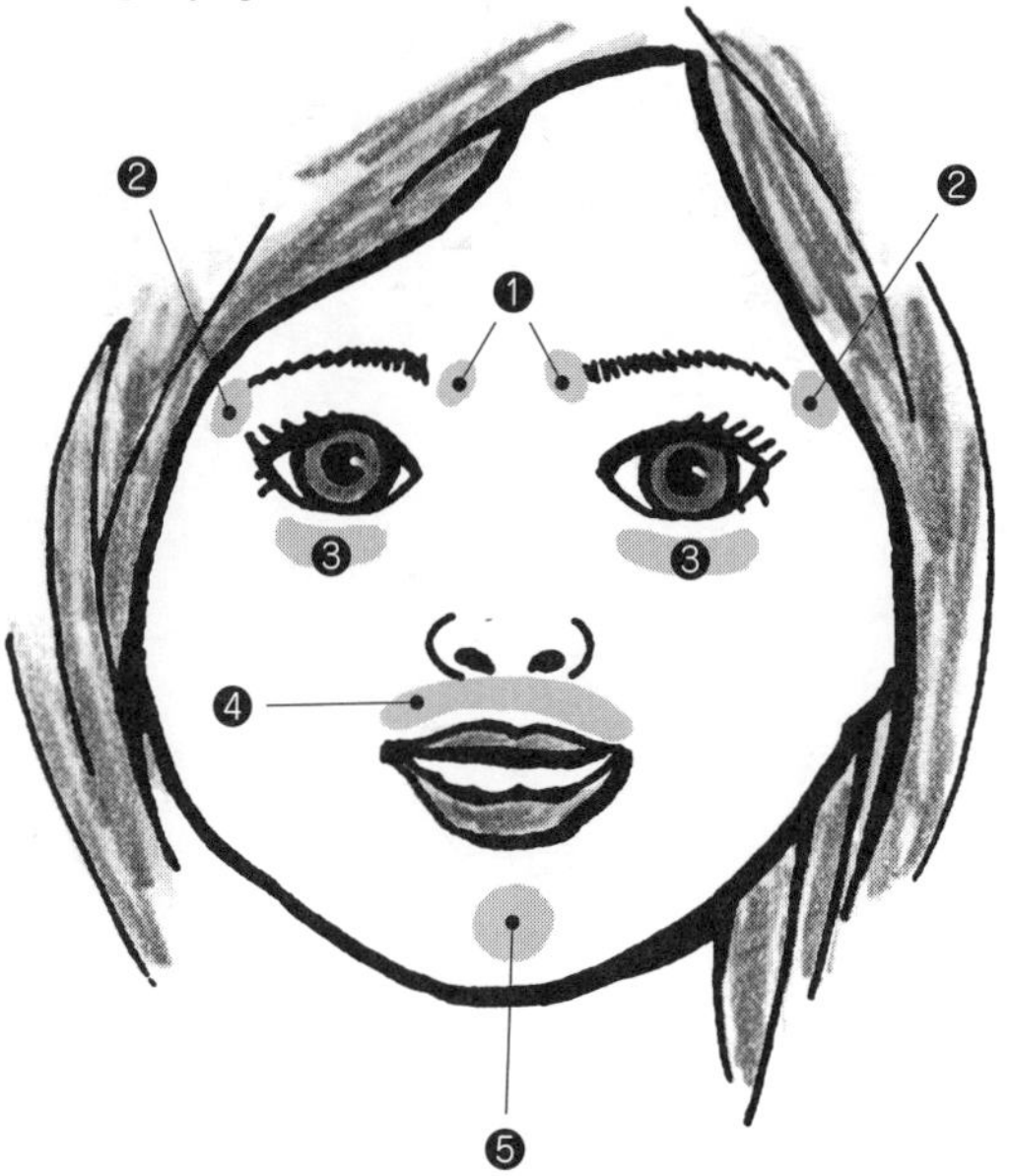

顔 のツボ

❶ 眉がしら スポット
❷ 眉じり スポット
❸ 目の下 スポット
❹ 口ひげ スポット
❺ あご スポット

6つあります。

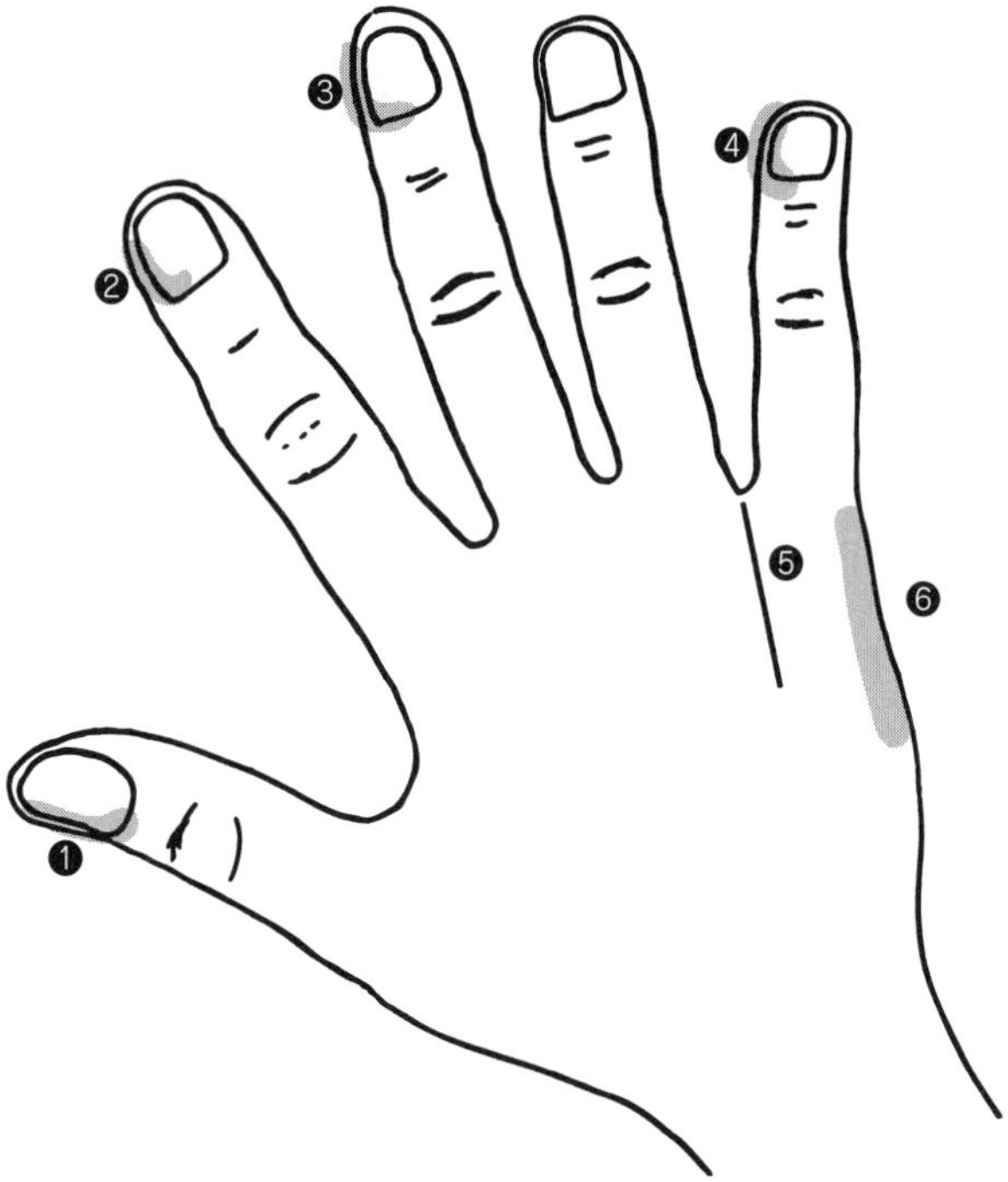

手 のツボ

❶　親指 スポット
❷　人差指 スポット
❸　中指 スポット
❹　小指 スポット
❺　V スポット
❻　空手 スポット

3つあります。

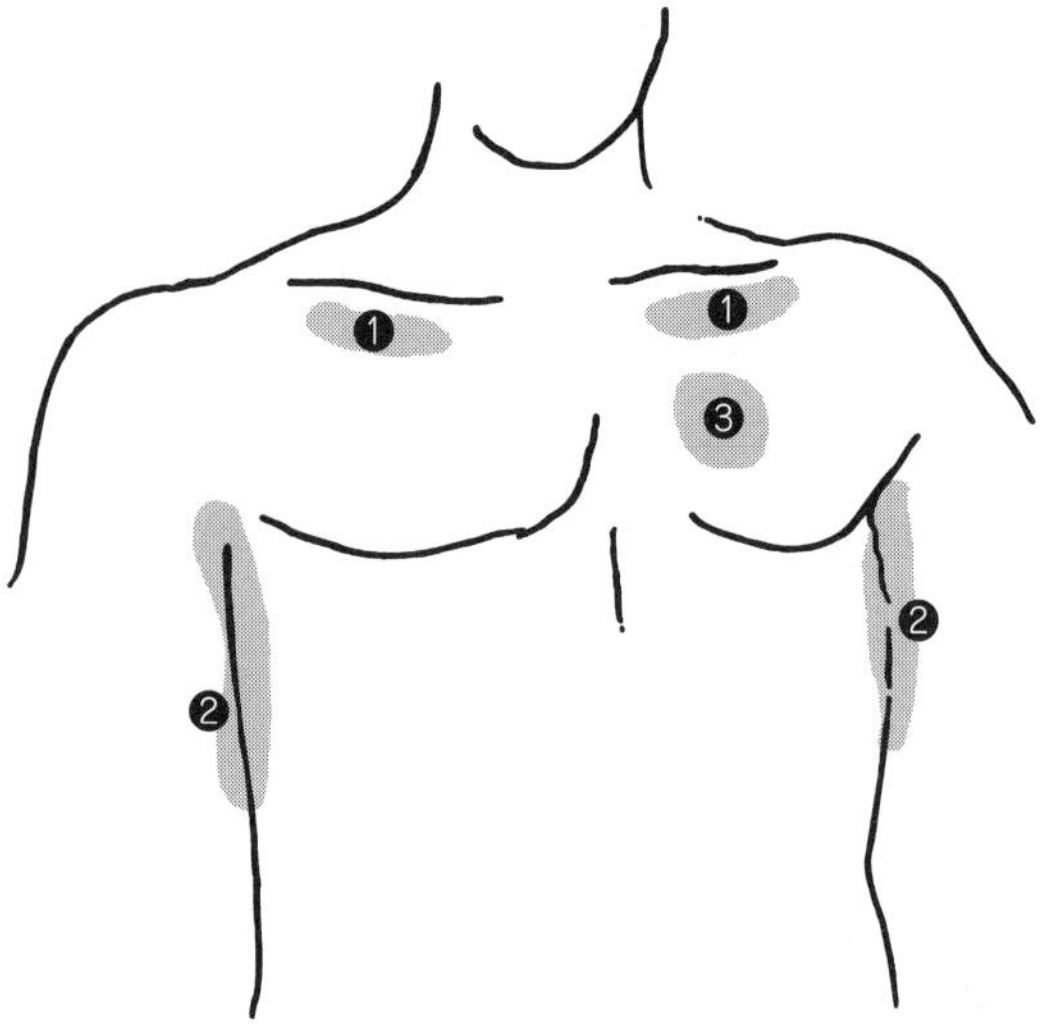

上半身のツボ

❶ 鎖骨《さこつ》 スポット

❷ わきの下 スポット

❸ 誓《ちか》い スポット

② すべてのスポットをトントンと指先で叩いてみてください。

あなたの問題や強迫観念、恐れが、あなたのタッピングに反応します。専門家を訪ねる必要はありません。ここではあなたが専門家です。タッピングが効いているときは、それを実感できます。どのスポットを叩くのが自分にとって一番効果的かがわかるはずです。とはいえ、すべてのタッピング・ポイントをよく知っておくのは大切です。たとえそのうちのいくつかしか使わないことになるとしてもです。まもなくあなたは自分にとってとりわけよく効くスポットを見つけるはずです。どれがそのスポットなのかを予測することはできません。したがって、全スポットを知って試してみることが成功には欠かせないのです。

③ 自分に効くスポットを探そう。

しかるべきスポットを、それぞれ約五秒間に一〇回**〔一秒に二回〕ほど指先でトントンと軽く叩く**と、通常、結果がはっきりわかります。ただ、時間や回数は人それぞれです。ほかの人より長い間、回数も多く叩かなくてはならない人もいるでしょうし、かける時間も叩くスポットの数も、ほかの人より少なくていい人もいるでしょう。スポットによっては、タッピングの回数をほかのスポットより増やさなくてはならない場合もあるかもしれません。

ちょっと信じられないと思いませんか？　ほんの数秒で症状が消えるのです。そう、本当にすばらしい方法なのです。きっとびっくりします。

顔の5つのスポットを知ろう

顔にはタッピング・スポットがたくさんあります。
まずこれらを説明しましょう。

眉がしら スポット

もしメガネをかけているなら、今しばらくはずしておいてください。
眉《まゆ》に触れましょう。左右どちらでもかまいません。
タッピングに使うスポットのひとつは、**鼻に近い眉の先端**にあります。

わかりましたか?

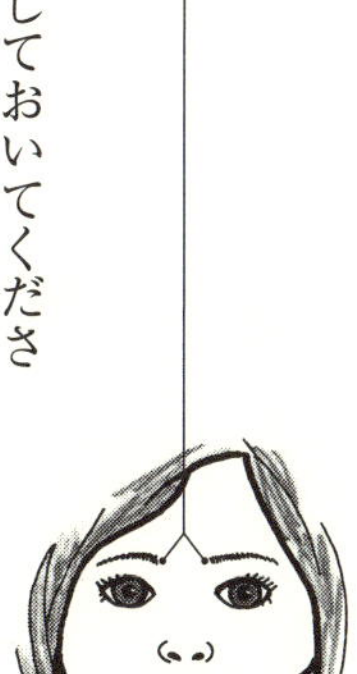

これが「眉がしらスポット」です。
二本の指を使って、ここをトントンと叩いてみてください。
鼻からわずかに斜め上に行った部位です。

次に、もう一方の手で、同じ部位をタッピングしましょう。

はい、けっこうです。

つづいて、もう一方の眉がしらをタッピングします。
反対側の眉の鼻に近い部位です。
そこを二本の指でタッピングし、次に同じ部位を、**今使っていた手と反対の手**を使って同様にタッピングします。

つまり、眉がしらのタッピングには、眉がしら二ヶ所を左右のそれぞれの手を使って行なう四とおりのやりかたがあるということです。四つをすべてやってみて、どれが一番自分に**楽にできるか**、見きわめてください。どちらの手を使うほうが無理なくタッピングできると思いますか？

どちらの眉がしらのほうが気持ちよくタッピングできると思いますか？

さあ、これで、眉がしらをタッピングするようにいわれたときどうすればいいか、いつでもすぐにわかります。

次に、ストップウォッチか時計を用意して、一〇秒ほどタッピングを練習してください。

一〇秒間に何回タッピングしていますか？

つづいて、一〇回タッピングして、それにかかった秒数を計りましょう。

ふつう、ひとつのスポットを五～一〇秒間に七～一二回タッピングします。

練習を繰り返し、**自分にとって一番効果的なリズムをつかみましょう。**

これで眉がしらスポットのタッピングは完成です――おめでとう！

眉じり　スポット

これも眉《まゆ》にあります。

もしメガネをかけているなら、ここでもタッピング中ははずしてください。

このタッピング・スポットは眉がしらとは反対側の、**こめかみや髪の生え際にもっとも近い部位**にあり、「眉じりスポット」といいます。

左右どちらの眉のほうがタッピングしやすいか、左右どちらの手を使うほうがリラックスしてできるかを判断してください。

たいていの人は利き手を使うほうを好みます。つまり、右利きの人は右手を使い、左利きの人は左手を使うということです。

時計を見ながら眉じりスポットを**一〇秒間**タッピングしましょう。

指を二本使ってください。

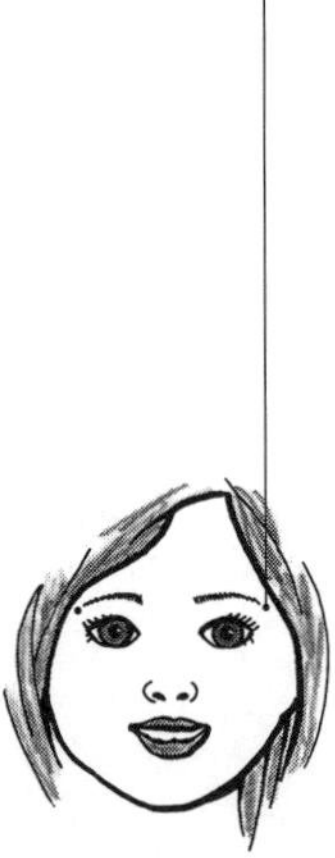

そうです、うまくできましたね。

目の下　スポット

目の下に、**骨が半円を描いている部分**があります。

眼球の真下に当たるこの半円の中央を、「目の下スポット」といいます。

このスポットをタッピングするには、**指を三本**使います。これで、目の下の部分を広くカバーできます。実際にやってみると指が鼻の脇に当たりつづけますが、心配要りません。それでいいのです。

このスポットへのタッピングは**両目の下を同時にタッピング**すると、もっとも効果が上がることもあります。つまり、右手で右目の下を、左手で左目の下をタッピングするのです。さあ、やってみましょう。

一〇回ほど叩いてください。

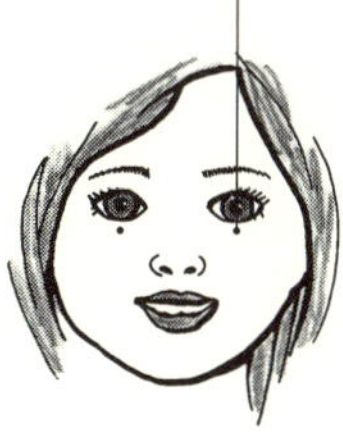

そうしたら少し休んで、またタッピングを繰り返します。

何かおもしろいことに気づくかもしれません。このスポットは多くの人にとってとくに感じやすい部位で、もしあなたもそういうタイプなら、数秒ほどのタッピングで気分が変わり、頭痛などの特定症状が消えてしまうかもしれないのです。でも、そういう効果がまったくなくてもご心配なく。まだそういうものだとされているわけではありませんから。ただタッピングにきわめて敏感に反応する人だけが、もって生まれた生物学的体質ゆえに、目の下のちょっとしたタッピングから恩恵を受けるということです。

口ひげ　スポット

次は、少し下って**鼻の下**にあるスポットです。鼻と唇《くちびる》にはさまれたこの部位は、「口ひげスポット」といいます。口ひげを蓄《たくわ》える部位、あるいは、口ひげが伸びてくる部位で、この部位全体を叩くために、**指は四本**使います。利き手で**七〜八回**タッピングしてください。

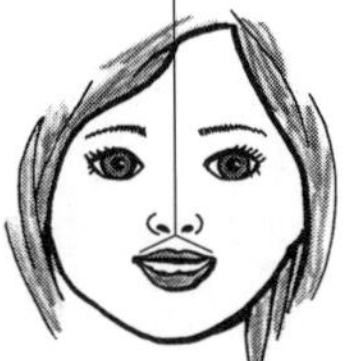

はい、けっこうです。

利き手を使うほうがたいていうまくできますが、試すのは自由ですから、たとえ右利きでも、このスポットは左手で叩きたいと思えば、ぜひやってみてください。そちらのほうが効果があるかもしれません。

あご　スポット

このスポットは**下唇の真下**にあります。

あごの最上部で、たいてい少しくぼんでいます。

指を四本使ってその部位全体をタッピングしましょう。この場合も、利き手のほうがいいという証言もありますが、必ずそうと決まっているわけではありません。どちらの手を使うかは自分で判断し、**一〇回**タッピングしてください。あご全体を叩く感じになるため、この部位を「あごスポット」と呼びますが、まさにぴったりの名称です。

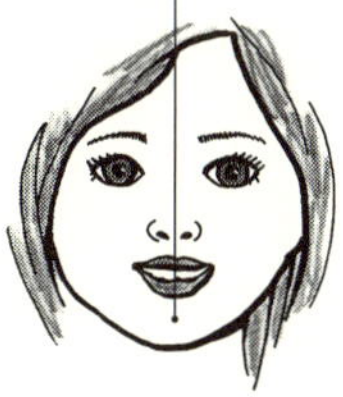

顔のツボを復習しよう

これで、顔にあるスポットをすべて学んだことになります。自分で復習してください。どのスポットも説明の要らない名称なので覚えやすいと思います。さあ、各スポットを二〜三回叩きながら、名称をいってみましょう。

- □ **眉がしらスポット**
- □ **眉じりスポット**
- □ **目の下スポット**
- □ **口ひげスポット**
- □ **あごスポット**

生の声　アリソン

人のいるところでタッピングするのがこんなに簡単だなんて、本当に信じられない。全スポットを順にタッピングしても誰も気にとめません。家でも、職場でも、電車のなかでも、違いはありません。指をなくさないかぎり、最高の安心毛布をもっているようなものです。

手の6つのツボを知ろう

手と指にもタッピング・スポットがいくつかあります。**利き手で反対の手のスポットを叩きます。**つまり、もし左利きなら左手で右手をタッピングし、右利きなら左手をタッピングすることになります。

空手　スポット

空手で板を割るときに使う手の部分を、「空手スポット」といいます。

小指付け根の関節から手首にいたる**手の縁《ふち》**のことです。その骨に沿って指を滑らせ、位置を確認してください。つづいて、そこをタッピングします。

空手スポット全体をカバーするには、たぶん**指四本**でタッピングしないといけないでしょう。

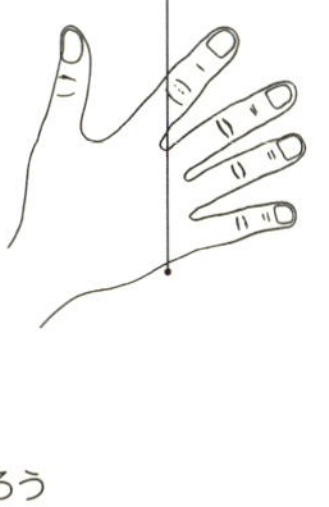

Vスポット

このスポットは、**小指と薬指の間の「V」字型になっている部分**です。

以下は右利きの人が左の手のVスポットをタッピングする想定で書いているので、左利きの場合には「左」を「右」に読み替えて、指示に従ってください。

では、まず左手を、手のひらを下にして自分の前に置きます。置く場所は、テーブルでも膝《ひざ》でもかまいません。

下図の線の上に沿って右手の小指、薬指、中指、人差指を手首に向かって順に並べて行ないます。

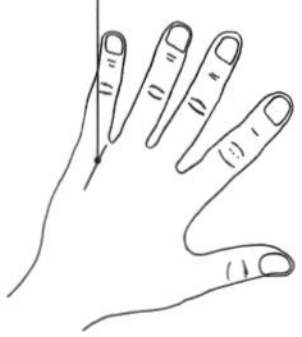

小指　スポット

これは小指にあるタッピング・スポットです。

爪の生え際を**一本か二本の指**でタッピングします。その際、実質的には指先と爪の周囲を叩くことになるでしょう。**薬指側の**爪の生え際はとりわけしっかりタッピングしてください。

わかりましたか？

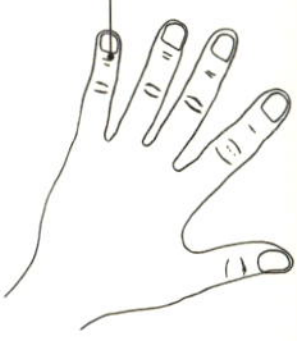

人差指　スポット

これは人差指にあるタッピング・スポットです。

爪の生え際を**一本か二本の指**でタッピングしてください。ここでも、爪の周囲をタッピングするのですが、**親指側の**生え際はとくに念入りにしてください。

爪そのものではなく、必ず**爪の生え際**を叩きましょう。

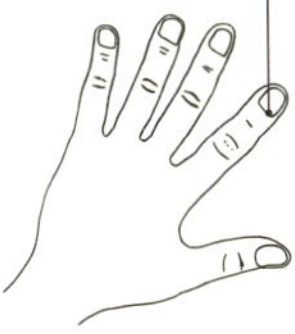

親指　スポット

これは親指にあるタッピング・スポットです。
爪の生え際を**一本か二本の指**でタッピングしますが、**体に近い側の**生え際は必ず忘れずにタッピングしてください。

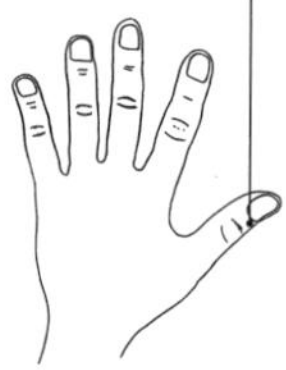

中指　スポット

これは中指にあるタッピング・スポットです。
爪の生え際を**一本か二本の指**でタッピングしてください。
ここでも、**人差指側の**生え際はとくに念入りにしてください。

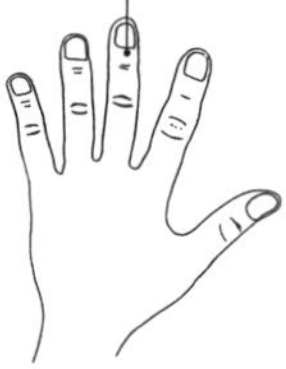

手のスポットを復習しよう

指の各スポット——**薬指を除いた**人差指、小指、中指、親指の四ヶ所——はあっという間にタッピングできます。

つづいて空手スポット、次にVスポットを叩きましょう。

はい、上出来です。

- □ **親指スポット**
- □ **人差指スポット**
- □ **中指スポット**
- □ **小指スポット**
- □ **Vスポット**
- □ **空手スポット**

上半身の3つのツボを知ろう

首とウエストの間にもタッピング・スポットがいくつかあります。

鎖骨　スポット

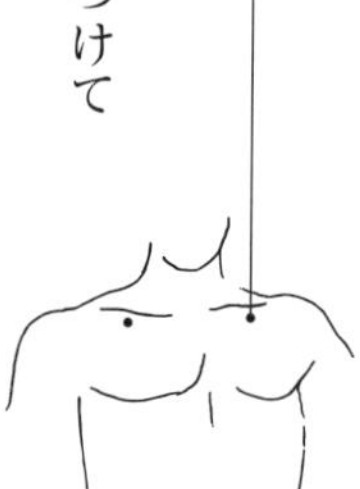

肩の前面から首中央に向かって横に伸びる骨（鎖骨《さこつ》）を見つけてください。

喉元《のど》から二〜三センチ下、そこから横に二〜三センチ行くと、**鎖骨の突出したところ**に触れることができます。

親指を除く**四本の指**を使って、この鎖骨をタッピングしましょう。

タッピングは、鎖骨の頂点に指を一本置き、残り三本も鎖骨に触れる状態にして行ないます。このスポットのタッピングに指が慣れてくると、実際には鎖骨のやや下を叩いていることに気づくでしょう。最大効果が得られるのは、鎖骨そのものよりも、この**やや下**をタッピングするときだという報告がたくさんあります。

どちらの手で、どちらの鎖骨をタッピングしてもいいのですが、左右の鎖骨を同時に叩くとよく効くというクライアントもいます。でも、通常、どちらか一方だけで充分です。どちらの鎖骨でも、どちらの手を使っても、よく効きます。

ところで、ボタンダウンのシャツを着たことはありますか？　鎖骨のタッピングは、ちょうどこのボタンダウンのシャツのボタンの位置を叩くことになります。

わきの下　スポット

腋窩《えきか》（わきの下のくぼみ）とウエストの中間あたりもタッピングに適した部位です。女性なら、**ブラジャーの帯**の位置になります。男性なら、**乳首から真横に移動した位置**になります。

該当する部位に軟弱《なんじゃく》な部分があるのを感じる人もいます。しかし、大半はそのあたりに多かれ少なかれ脂肪がついていて、それを感じることはありません。

このスポットは、人によっては腋窩とウエストの中間よりやや肩

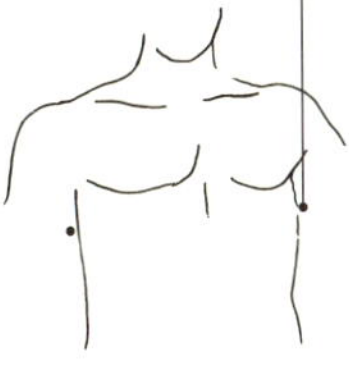

寄りの位置にあることもあります。**わきの下のくぼみから一〇センチほど下**と思ってください。このスポットも、親指を除く**四本の指**でタッピングします。

ふつう、右手で左側を叩くか、左手で右側を叩くと、楽にできますが、自分が気持ちよくできるならどんなやりかたでもかまいません。なかには、使う手と同じ側のこのスポットを親指でタッピングする人もいます。

誓い　スポット

これは左胸にあるスポットで、ここは**タッピングしません**。代わりに、**こぶしで優しくさすります**。

左肩から数センチ下に下り、左の体側から数センチなかに入った部位にありますが、このスポットを簡単に見つけるには、**国旗に忠誠を誓《ちか》うときに右手を置く位置**と思えばいいでしょう。胸のその位置に手を置いているときは、手を**握りこぶし**にしておきます。

さあ、こぶしを誓いスポットに置きましたね。

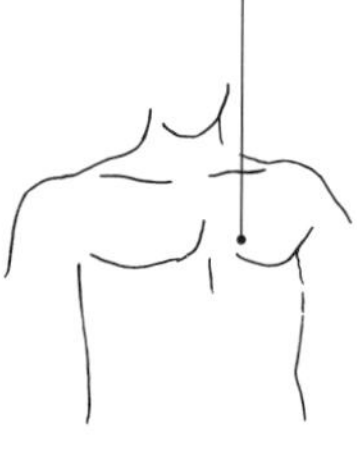

あとはただ、**円を描くように**こぶしを動かし、スポットを軽く押さえるだけです。二～三回、ぐるぐるやります。

はい、練習してください。

憶えなくてはならないスポットはこれで全部です。

あなたはあなた固有の存在ですし、あなたの体の化学反応もあなた固有のものです。したがって、あなたに効くスポットがあなたの友人に効くとはかぎりません。それでいいのです。本書のタッピング法には、代わりのスポットになりうるものがいくらでもありますから。

実は身近なタッピング・スポット

上記のタッピング・スポットについて、何か思い当たるふしはありませんか？　自分でもときどき触ったりする部位のようだと思いませんでしたか？　動揺したとき自分がどういう行動を取るか、考えてみてください。自覚があるかどうかは別として、たぶん誰にも気持ちをなだめる自分なりの方法があるはずです。たとえば、爪を噛《か》みませんか？　甘皮《あまかわ》（爪の根元の柔らかい皮膚）を吸うことはありませんか？　人によっては、びくびくしたりイライラしたりすると、爪を噛み、指の特定部分を吸わずにはいられません。特定の指に圧力を加えると気持ちが落ち着くことを本能的に知っているのかもしれません。

爪は噛まないというなら、指輪をぐるぐる回しませんか？　あるいは、こぶしを握りしめませんか？　ひょっとしたら、両手を握りしめますか？　窮地《きゅうち》に陥った人は、片手でもう一方の手を握りしめていたかと思うと、今度は左右を入れ替え、握りつぶされそうになっていた手で逆の手を握りなおすことがあります。こうした指や手のしぐさはすべて、本章で治療用スポットとして説明してきた部位と通常一致しています。

わたしの友人には、ストレスを感じると近くの**ネイルサロン**へ飛び込むという人が何人かいます。そうするのは、マニキュアがはがれてきたからでしょうか？　爪が割れたからでしょうか？　彼女たちがマニキュアを塗ってもらうのが好きなのは、そうしてもらう間、指や手に触れてもらい、つついてもらい、それに、そう、トントンと叩いてもらえるからではないでしょうか？　スパ・センターがあちこちにでき、ストレス軽減法のひとつとしてよく爪の手入れを提供しています。こうして見てみると、たぶんタッピングはけっして珍しいものではないのでしょう。

たとえば誰かと出会い、その人を受け入れ歓迎していることを示したいと思うとき、自分はどうするか考えてみてください。そう、**握手**するでしょう？

民俗学者の話では、遠い昔、村人とよそ者が出会うと、双方とも用心して短剣を抜き、互いを迂回《うかい》したものだといいます。しかし、相手が倒すべき敵ではないことを確信すれば、すぐに剣を鞘《さや》に収め、互いに向かって素手を差し出したそうです。こうすることで懇意を示したのです。相手の手に触れ、そして、たぶん何気なくぽんぽんとその手を叩きあうくらいのことはしたあと、これで安全だと確信を強めました。

次に誰かと握手をするとき、手のどの部分を握っているかに注意してみましょう。きっと空手スポットに触れているでしょうし、そこをぽんぽんと叩いているかもしれません。このことからも、タッピングがさほど珍しいものではないということがわかります。タッピングは、誰もが本能的にわかっていること、すなわち、手や指のある部分に触れれば元気が出るということを、実際に活かせるかたちにまとめてあるだけだといってもいいでしょう。

ストレス1　ホット　スポット

ストレスをすばやく癒すには、心を悩ませている内容を文《センテンス》にしていいながら〔第3章参〕、

誓いスポット

をこぶしでさすります。

センテンスの最後に、「わたしはだいじょうぶ」といい足しましょう。

何世紀もの間、世界中のあらゆる地域で、女性は、いえ、しばしば男性も、自分の指を飾りたててきました。ご自分の手を見てください。**指輪**をしていませんか？　ひとつだけですか？　その指輪はあなたにとってどんな意味がありますか？　それをしているとほっとしますか？　もしそれを足の指にはめていたら、同じようにほっとできますか？　そんなことはないでしょう。手の指に触れるということには、大切な何かが、たぶん欠くことのできない何かがあるのです。

指輪のほかにはジュエリーをつけていませんか？　首にゴールドのチェーンをしていませんか？　真珠の**ネックレス**は？　ペンダント・トップに宗教的なシンボルを下げていませんか？　そして、動いたり歩いたりするたびに、そうしたジュエリーが鎖骨にトントンと当たっていませんか？　心が乱れたとき、首元のジュエリーに触ったり、鎖骨のあたりにきちんと来るようそれを動かしたりして、気持ちを落ち着かせませんか？　人類はいつの世にも、タッピングの一環と認められているタッピング・スポットの上、もしくはその近辺に装身具をつけてきました。

元気を出したいと思ったとき、あなただったらどうしますか？　自分を抱きしめませんか？　そのとき、腕を胸の前で交差させ、手はまさにわきの下スポットに置いていませんか？　実際のところ、タッピングしていませんか？　次に自分を抱きしめたとき、注意してみてください。その姿勢になると、多くの人がごく自然に手の指先を上下させます。

同じように、誰かを抱きしめ、苦しみを和らげてあげようとしたことのある人も多いと思います。抱きしめている間、あなたはその人の体側を指でトントンとしませんでしたか？　もししたなら、わきの下スポットをタッピングしていたことになります。

何かの問題について考えていて、気持ちを整理したいと思うとき、あなたはどうしますか？　片肘《ひじ》を立てて**頬杖**《ほおづえ》をつき、顔に指を伸ばしていませんか？　もしそうしているなら、あなたも多くの人たちと同様、気分を上向きにしたくて、知らず知らず目の下をタッピングしています。さあ、ここでもその姿勢を取り、思い当たることがあるかどうかチェックしてください。指が目の下のそのあたりに行くや、自然にタッピングし始めることに気がつくでしょう。

でも、ひょっとしたら、片肘ではなく両肘で頬杖をつくタイプかもしれません。もしそうなら、目の下ではなく、左右のこめかみをタッピングしているはずです。タッピングしていなければ、もんでいるかもしれません。リラックスしたいと思うときには必ずこめかみをもむ人もいますから。あなたもそうですか？

宗教とタッピング・スポット

カトリックの信者は**十字**を切るとき、特定の指のかたちを作り、体の特定の部位――額《ひたい》、胸、肩――に触れます。正統派ユダヤ教の男性信者は日々の祈りの一部にテフィリン（聖句箱）を用い、手と腕と顔の特定の部位を圧迫します。文化や宗教の別を問わず、タッピングで使うスポットへの圧迫やタッピングを伴う儀式があるようです。

みなさんは長年それとは知らずにタッピングを使ってきた可能性があります。無意識のうちに癒しのツボを刺激してきたのかもしれません。自らを落ち着かせるためにこれまでしてきたかもしれないことと、これからすることになることとの違いは、きちんとした型にまとめられた後者のほうが詳細であるのと、それが一時しのぎではなく、永続的な治癒効果をもっているということです。

タッピングだけで十分な人もいる

特定のスポットをタッピングすると、特定の症状がすぐ消えます。一ヶ所か二ヶ所のタッピングだけで非常によく反応する人もいて、こういう人がそうしたスポットをタッピングすると、症状は消え、不安はなくなり、恐怖症はどこかへ行ってしまいます。

あなたはそういう幸運なタイプでしょうか？　ちょっと調べてみましょう。

日ごろからなんとかしたいと思っている問題をひとつ選んでください。たとえば、子供のころ校庭でけんかをした記憶に悩まされていて、その記憶から解放されたいというようなことです。あるいは、見込み客にセールス・プレゼンテーションをするのが恐くてならないといった問題でもいいです。初対面の人と会うときに極度に緊張するとか、隣近所の人たちの前でした不謹慎な話のことを考えると今でもばつが悪くてたまらないとかいった問題でもかまいません。

どのくらい苦しいかをA～Fのレベルで表わそう

これは初練習です。ちょっと楽しみましょう。
今あなたを悩ませている問題について考えてください。
たとえば、上司とのミーティングが近いせいでピリピリしているとしましょう。
そこで、「A、B、C、D、F」の評点方式による成績表を想像します（米国の通知表は「A～F」のアルファベットで表わされます）。

Fは、その会合について感じうる最悪の気分を表わしています（通知表では〝落第〟を意味する）。きっと恥をかかされ、そのあとすぐ降格になるか、悪くすれば首が飛ぶに違いないと思っています。不適切きわまりない言動をしてしまうと確信しています。成績表に「F」が浮かぶのが見えたら、**あまりにみじめで自分の感情に耐えられそうにない状態**だということです。「F」は、その状況について考えたときに感じるもっとも激しい感情を表わしています。

Dは、かなり動揺はしているけれども、その感情には**いくらか耐えられる**という意味です。上司とのミーティングはきついだろうなとは思っていても、切り抜けられる状態です。

Cは、「D」よりはましですが、まだいい状態ではありません。緊張のあまり食べ物が喉《のど》を通りませんが、それ以外はOKです。

Bは、その状況にはまだ悩まされていますが、ひどく**動揺しているわけではない**ということです。ミーティングにはすぐに対処し、自分はたいしたトラブルもなくそれを乗り切れるとわかっています。

Aは、穏やかで申し分のない気分を表わしています。成績表に「A」とあるときは、心を煩《わずら》わせるものが何もないということです。上司とのミーティングを心待ちにしています。いいところを見せたいと思っています。自分の業績や将来の展望について語りたいと思っています。

タッピングを始める前に、問題を発生させている状況について考え、自分の気持ちを採点してください。その状況について考えたときの感情が「A、B、C、D、F」のどれに当たるかを判断しましょう。

スポットを決めてタッピングをしてみよう。

つづいて、問題の状況について考えて、タッピングを始めます。でも、忘れないでください。これは試しにやっているだけで、このあとすぐ実際にタッピングを行なうための準備にすぎません。あなたの身体がタッピングにしっかり反応するかどうか、即座に結果を出すかどうかを見るためのものです。ひょっとしたら、あなたには自分の身体をすみやかに楽に癒す生来の能力があるかもしれません。心身がすぐタッピングに反応するかもしれません。

自分の問題の状況について考え、どれだけ気が動転しているかを考えたら、**タッピング・スポッ**

心配事・緊張　ホットスポット

心配事があったり、緊張したりしていますか？
そんなときにすぐ効くのは、

目の下スポット
鎖骨スポット

へのタッピングです。

目の下↓鎖骨↓目の下↓鎖骨

とタッピングしましょう。

トをひとつ選んでください。どれでもかまいません。

では、タッピングしましょう。五〜七秒間ほどタッピングします。することはそれだけです。

タッピングがすんだら深呼吸をして、しばらくリラックスします。

では、もう一度さっきの問題について考えてください。相変わらず不安になりますか？　成績表にはどのアルファベットが浮かんできますか？

ここで、もうひとつ別のタッピング・スポットを選び、問題状況について考えながらタッピングを繰り返します。わたしの診察室に来るクライアントの約半数は、一ヶ所のタッピングですぐに問題が解決します。**即効性に優れるもっとも一般的なスポットは、目の下スポットと鎖骨スポット**です。

これらのスポットのいずれかをちょっとタッピングしてみましょう。双方ともタッピングしてもかまいません。目の下、鎖骨、目の下、鎖骨と叩いてもいいでしょう。

もしあなたが即座に反応するタイプなら、これだけで問題はすぐ解決します。反応がない場合は、ほかのみなさんと同じだということですから、さらにこのテクニックについて探っていく必要があります（これは、このあとすぐにします）。でも、部分的にでもよくなったのなら、もう数分タッピングをつづけてみてください。問題は記録的な速さで全面的に解決するかもしれません。

次に、成績表を思い浮かべてください。

動揺の原因になった出来事や状況について考えます。

成績表にはどのアルファベットが浮かんでいますか？　状態は改善していますか？　もしそうなら、完全に「A」になるまでタッピングをつづけてください。

すでに「A」なら、もう治ったということです。おめでとう。

治癒効果を永続的にするためには、もう少しきちんとしたやりかたでタッピングを行ない、タッピングと同時に言葉をいくつかいってもらわなくてはなりません。そうした言葉こそが、適切なタッピング・スポットとともにあなたを癒します。さあこれで、どこをタッピングしたらいいかがわかりました。次は、タッピング中に何をいったらいいのかをお教えします。

まとめ お忘れなく

何かを憶える必要はまったくありません。タッピングする場所を示したイラストに従うだけでいいのです。どのスポットをどんな順序で叩いてもかまいません。しばらくやるうちに、自分にもっとも効果のあるスポットが見つかるはずです。

全タッピング・スポットを思い出せるよう、巻末に一覧を用意しました。全スポットを順にタッピングしましょうといわれたら、この一四のスポットをすべて使うことになります。

3 「センテンス」にまとめよう

指がせっせとタッピングしている間、心ものんびりしてはいられません。心はとても**不快なことを考えつづけなくてはなりません。**

そう、そうなんです。ふつうは「元気を出して、前向きに考えて」といわれると思いますが、わたしは、「とことん動揺してください」と指示します。**タッピングしている間は否定的な感情を呼び起こさなくてはなりません。**タッピングがつらい感情に取り組めるようにするには、そうした感情を心のもっとも重要な位置に置く必要があります。

すみませんが、なんとかしてみじめな気持ちになってください。不快になってこそよい結果が得られます。想像力を存分に働かせてください。この短時間のエクササイズをする間に動揺すればするほど、癒しはうまくいきます。

自分の状況をはっきりと見きわめることが大切です。苦しみの原因が記憶なら、それを心のなかに蘇《よみがえ》らせてください。なんらかの思考や不安が原因なら、心のなかでそれを見つめ、それに直面してください。気が動転するそうした状況について考えながら、**否定的な感情を感じてかまわないのだと自分にいってあげてください。**激情に駆られていいのだといってあげてください。できるだけつらい思いをするのです。その思いにたっぷり苛《さいな》まれてください。

生の声　アダム

ぼくは、セラピーは苦手ですが、ロベルタ博士のメソッドはやってみようと思いました。治療費もたいした額にはならないし、いわゆるセラピーとは違う感じだったからです。母がぼくの結婚式に来るのを渋ったことでぼくはとても傷つき、この傷を乗り越える方法を見つけなくてはなりませんでした。先生はぼくにこのタッピングってのをさせましたが、その前にまず、自分がどんなに悲しかったかを考えるようにといいました。ぼくはなんと泣いてしまい、それから母に腹を立てました。でも、こうした感情はタッピングを始めるとすぐに消えてしまいました。ほんの数分でこれまでにないほど穏やかな気持ちになり、それがずっとつづいています。

でも心配はご無用。これはほんの短時間で終わる治療法で、あなたが勇敢にも立ち向かった否定的な感情はすべて数分のうちに消えてしまいます。それも、一時的に消えるだけでなく、永遠に消えてしまいます。できるかぎりつらい状態を体験することが、回復への最短ルートです。今のその思考と結びついた否定的な感情はすぐにすっかりなくなります。見事に目的を達して、その記憶、その思考から恐ろしい感情を切り離すことができます。

タッピングは簡単で即効性のある治療法です。唯一ややこしいのは、**何をターゲットにしてタッピングするのかを正確に把握しなくてはならない**という点です。ときにはアダムのように、自分では悲しいと思っていても、その悲しみの下に怒りがあったりします。その場合は、やはりアダムのように、**悲しみと怒り双方についてタッピングしなくてはなりません。** ひとつの状況のある部分についてタッピングしても、まだまだたくさんの要素が対処されないまま残り、したがってタッピングもされないままになってしまうということが起こりえます。しかし、問題の状況について語ることによって、通常は隠れている感情をすべて明らかにすることができます。たとえば、当初は悲嘆かと思われたものが実際には孤独だったり、怒りだと思われたものが葛藤だったりします。ひとつの状況に複数の側面があるのは珍しいことではありません。わたしは複雑な状況に陥《おちい》ったあなたの役に立てるよう、さまざまな文《センテンス》やフレーズを考案する方法をお教えします。複数の側面があれば、そのすべてについてタッピングしなくてはなりません。

でも、今は、できるだけ単純な状況――感情をひとつだけ取り上げてタッピングすればいいといった状況――から始めましょう。

なんとかしたいと思う問題の状況を特定できたら、その状況を**ひとつのフレーズまたはセンテンスに縮《ちぢ》めて表現**します。あわてる必要はありません。正確なセンテンスを作るのはなかなか難しく、考え出すのに数分かかることもあります。

さあ始めましょう。

作成する**センテンスやフレーズは具体的でなくてはいけません**。あなたを苦しめているその出来事や状況、記憶、強迫観念について説明しているものでなくてはいけません。次のような例が役立つでしょう。

・襲われたときのことがどうしても忘れられない。
・恋人がぼくと別れたがっている。
・結婚式で弟がぼくを付添人に選ばなかったなんて信じられない。

よく憶えておいてください。センテンスは**自分に関するもの**でなくてはなりません。**自分の**生活に変化を起こすことはできても、他人を変えることはできません。

また、特定の不変の事実を変えることもできません。あと一〇センチ背を伸ばしたいとか、青い目になりたい、この病気を治したい、大好きなあの人が自分と結婚してくれるようにしたい、隣人が自分をもっと尊重してくれるようにしたい、上司が自分を昇進させてくれるようにしたいなど、自分の希望を表わしたセンテンスはどうか作らないでください。先に挙げた例でも、別れたがっている恋人と結びついた感情をタッピングで乗り越えることはできても、恋人を自分のもとに留まらせることはできません。同様に、弟に新郎の付添人として選んでもらえなかった兄は自分の感情を抑えられるようにはなっても、弟の選択を変えることはできません。

わたしはここ最近のセッションでメモを取り、クライアントたちの具体的な問題に使ったセンテンスで、とくに効果を上げたものを書きとめておきました。以下のリストを見ると、タッピングが役立った問題にどういうものがあるか、どんなセンテンスやフレーズを作ればもっとも効果があるのかがわかります。

タッピングで使ったセンテンスの具体例

〈父から毎日あれこれ批判されたことを考えると、猛烈に腹が立つ〉
〈水が恐くて、夫とヨットに乗る気になれない〉
〈ミスをしたとき、そんな自分に我慢《がまん》がならない〉
〈妻がわたしの言い分には耳を貸さず、子供に対する妻の態度を見ていると、気が変になりそうだ〉
〈母に愛されたことがなく、とても傷ついている〉
〈太りすぎた自分が大きらいだ〉
〈天涯孤独で、いつも寂しくてならない〉
〈息子を傷つけてしまい、そういう自分が許せない〉

生の声　アナベル

幼いころ母を亡くしました。父の顔は知りません。わたしはひとりっ子で、だから友だちを作るコツがわかりません。わたし、負け犬なんだろうな。感謝祭の日にマクドナルドへ行くなんて、そんなの、わたしくらいでしょう。クリスマスのことも、あきらめてます。ただ寝るだけです。わたし自身もわたしの人生も問題が多すぎて、どこから手をつけていいかわかりません。ふだん職場から帰宅してから翌日会社に出るまでひとりっきりです。タッピングしたところで、父や母、きょうだいができるわけじゃありません。何ができるんです？　たぶん何もできないでしょう。

「わかりました」、そういってわたしはやってみました。とにかく自分の寂しさに集中するようロベルタ博士にいわれ、そうしました。つづいて博士は、何をいったらいいのか、どこをタッピングしたらいいのかを教えてくれました。その結果、どういうわけか、本当に理由はわかりませんが、あれ以来悪い夢も見ずに朝までひとつづきで眠れるようになり、やっぱりわたし、そんなにダメじゃないのかもしれないと思うようになりました。お隣さんに声をかけ、来週あたり夜ちょっと飲みに出ないかと誘ってみようとまで思っています。まだ実行してはいませんけど、そんなに難しいことではないように思えます。これが全部タッピングのおかげだなんて、ちょっと信じられません。だから、もしかしたらそうじゃないかもしれません。でも、タッピング以外、今までと違うことは何もしていないんです。

わたしのクライアントたちはセンテンスを作るのに手間取りました。いずれのクライアントも話せば長くなる体験をしていました。でも、最後にはどの体験もひとつのフレーズかセンテンスにまとまりました。以下に、そんな体験二例と、それらをどう削《けず》ってひとつのセンテンスにまとめたかを紹介します。

ナネット　わたしはバスに乗っていたのですが、そのバスの運転手がいやなヤツで、わたしに向かって「奥に詰めろ」って怒鳴ったんです。本当に怒鳴ったんですよ。だから、わたしはそうしました。わたしは権威に服従するタイプです。そう育てられたんです。でも、バスの後部に移動して振り返って見ると、ほかの乗客はそのまま前に――さっきわたしがいたまさにそのあたりに――立っています。運転手は彼らには何もいいません。

わたしは猛烈に腹が立ちました。どうしてわたしにだけ怒鳴るの!?　その日は仕事に集中できませんでしたが、幸い上司が外出していた日だったので、まあなんとかなりました。問題はそのあとです。あれから一週間経つというのに、いまだに何に対しても集中できません。あの運転手の厚かましさばかりが頭に浮かびます。あいつ、どうしてあんなにエラそうにわたしに命令できるの!?

そんなわけで、今ここにこうしてうかがっています。わたし、助言を受け入れるのがあまり得意じゃありません。相手はアドバイスのつもりでも、わたしは攻撃されていると感じてしまいます。実際に攻撃している場合もあるんでしょうけど、それ以外の場合、助言者はただ役に立とうとしているだけです。わたしを助けようとしてくれているのに、腹が立つんです。猛烈に腹が立つんです。みんな、どうしてわたしのことを放っておいてくれないんでしょう？

ロベルタ　では、そういう感情はそのバスのなかが初めてじゃないんですね？　以前からあった？

ナネット　ええ、ありました。わたしの父は厳しい人で、わたしのすることなすことすべてに文句をつけました。わたしのすることはなんだって正しくありません。何もかも父のいうとおりでなくてはいけません。だから毎日口論しました。でも、どんなに腹が立とうとも、わたしは怒るのをやめて礼儀正しい態度を取らなくてはなりませんでした。

ロベルタ　その状態は今もつづいているのですか？

ナネット　いいえ、父は六年前に亡くなりました。でも、他人に干渉されるとカーッとなるのは今も変わりません。わたしほど頻繁《ひんぱん》にオフィスマネージャーを首になった人はそういないでしょう。それどころか、オフィスマネージャーを首になった人なんて聞いたことがありません。でもわたしは、毎年何度か職が変わり、上司も変わっています。

ロベルタ　それで、今日はここで何を達成したいと思っていますか？

ナネット　アドバイスや指示があったとき、それを冷静に受け止めたいんです。怒り狂うのがいやなんです。

ロベルタ　お父さんが自分をどう扱ったかについて、考えるのをやめることができたら、助言者に対してもっと寛容になれますか？

ナネット　ええ。でも、父を心から追い出すことはできません。あれやこれやで父が自分に怒鳴るのを聞かずに過ぎた日は一日だってありませんでしたから。

このあとナネットとわたしはタッピングに使うセンテンスを、**「父から毎日あれこれ批判されたことを考えると、猛烈に腹が立つ」**としました。これは基本のセンテンスとしてナネットによく効き、ほどなく彼女は目的を達成しました。

ライラ　どうかわたしを助けてください。もう情けなくて……。夫とわたしは今まで住んでいた家を売り、新しいコミュニティに越してきました。新居は見たこともないほどの美しさです。わたしたちはすでに仕事は引退しているので、夫には自分の夢——アマチュア・ヨットマンになる夢——を追う時間とお金があります。わたしたちはヨットを買い、夫は天にも昇る心地になりました。

越してきたコミュニティはヨット遊び好きが集まっていて、どの家にも裏手に船着場があります。でも、わたしは水のなかに入ったことがありません。泳ぎ方を知らないまま成長しました。もっとはっきりいえば、赤十字の試験に合格できなくて、カレッジの卒業も危ういところでした。実は、今でも水が恐いんです。ああ、すてきな新居のなかにいるぶんにはなんの問題もないのに……。でも、家の裏へ出ていくのがいやでたまりません。ヨットが水のなかにずぶずぶ沈んでいくように見えるんです。

最近は、夫がわたしに対してイライラするようになってきました。わたしが口実をつけて夫のお供を断りつづけているせいですが、夫はたぶん本当の理由がわかっています。いくら先生でも、わたしをあのヨットに乗せることは——いえ、どんな船にも乗せることはできないと思います。わたしは陸から離れてはいけないんです。

夫はわたしを置いて出かけますが、ものすごく寂しそうです。わたし、ずっと夫をがっかりさせてきました。引退後は夫婦ふたりで沿岸を航海するのが夫の夢でした。夫がヨット遊びの計画を練っているころは、わたしもそれまでには自分の恐怖を克服できるだろうと考えていました。まだまだ先の話に思えましたから。ところが、その遠い未来はあっという間にやってきて、それでもわたしは恐怖を克服できないでいます。わたしのほうから離婚してくれといわなくちゃいけないのかと思うこともあります。夫は長年いっしょうけんめい働いてきたというのに、今わたしは夫が楽しむのを邪魔しているんです。

ロベルタ　それで、今日はここで、ずばり何を達成したいと思っていますか?

ライラ　わたしにはカウンセリングが必要だと思います。何かアドバイスしていただけたらと思って……。わたしは夫に離婚を切り出すべきでしょうか? それとも再就職して、夫のお供ができない正当な理由を用意すべきでしょうか? あるいは、夫にヨットをあきらめてもらうべきでしょうか? わたしがいっしょに行かないときの夫のひどく寂しげな顔を見ていると、わたしは拷問《ごうもん》を受けている気がします。本当に情けなくてなりません。わたしはずっといい妻だったし、これまで夫を不幸にしたことなど一度もありませんでした。わたしはどうしたらいいでしょうか？

ロベルタ　ライラ、悪い知らせがあります。あなたは本物の恐怖症だということです。でも、良い知らせもあります。わたしは恐怖症を治す方法――それも、今日のうちに治す方法――を知っているということです。タッピングを使えば、治療は難しくありません。それどころか、今日ここを出たら、そのままお宅の船着場へ行ってヨットにひょいと飛び乗れるくらいになっているでしょう。

ライラ　わたしには水に対する恐怖を取り除くことができません。何年も努力してきましたが、何ひとつ効果がありませんでした。

そこでわたしは、次にすべきことはセンテンスをひとつ作ることだと説明しました。ライラが作ったのは以下のようなものでした。

〈夫にはきげんよくしていてほしいし、わたしに腹を立てないでほしい〉
〈今の家を売り、内陸にもどる方法を見つけたい〉
〈やる気を出して再就職し、毎日忙しく暮らしたい〉

もちろん、これらはいずれも不適切です。最初のセンテンスの内容が達成できないのは、他者の感情をコントロールする方法はないからです。ライラの夫がきげんが悪かったり怒っていたりする場合、本人がそれについて何か対処しようとしなければ、状態は変わりません。

第二、第三のセンテンスは、ライラの水恐怖症が治らないという前提のもとに述べられたものです。もし水を楽しめるなら、狭いオフィスに座っているより、夫と甲板に座っているほうがいいとライラは思うことでしょう。それに、これまで住んだどの家より、今の家が気に入っていると認めてもいます。

ライラには、水恐怖症が彼女の苦しみの原因になっていること、タッピングで取り組むのはその恐怖症だということを示唆しました。ライラが基本のセンテンスとして選んだのは、**〈水が恐くて、夫とヨットに乗る気になれない〉**です。

セッションの数週間後、地方新聞に出ていた大人向け水泳個人レッスンの広告がたまたまライラの目に留まりました。ライラは電話をかけ、出かけていき、今はもうがんがん泳いでいますし、毎週末には夫とともにヨットにも乗っています。

あなたのセンテンスを作ってみよう

今度はあなたがセンテンスの作り方を学び、それを拡げていく番です。

① まず、取り除きたいと思っている感情を見きわめます。それは……

・「激怒」ですか？
・「恐れ」ですか？
・「恥ずかしさ」ですか？
・「怒り」ですか？
・「パニック」ですか？
・「憎しみ」ですか？
・「罪悪感」ですか？
・「葛藤」ですか？
・それとも？？？

② 次に、〔その感情をもたらす〕あなたを苦しめている記憶、思考、行動を特定します。

以下は、先のリストから取ったつらい記憶の例です。

- **父親に批判されつづけた記憶**
- **母親の愛に恵まれなかった記憶**
- **息子を傷つけた記憶**

以下は、先のリストから取った**未来**に関するつらい**思考**の例です。

- **水に対する恐怖**
- **ミスを犯す恐怖**

以下は、先のリストから取った**現在**のつらい**思考**の例です。

- **妻の行動に関する動揺**
- **容姿に関する憎しみ**
- **家族のいない寂しさ**

では、あなた自身の思考、記憶、感情を使って自分のセンテンスを作ってください。

自分のジレンマを、少ない語数でできるだけうまく表現してください。できあがったら、書きとめておきます。

〈　　　　　　　　　　〉

苦しみのレベルを測ろう

第2章で「A」から「F」までの成績評価法を使いましたが、憶えていますか？　いよいよあなたの感情を採点するときが来ました。自分の状況について考えると、どのくらい動揺しますか？　ゴールの「A」――完全に平静でいられる状態――に達するためには、**「D」もしくは「F」から始めなくてはいけないと**いうことを忘れないでください。「F」は、生じうる最悪の感情です。「D」はかなりひどいけれども耐えられる感情です。自分の書いたセンテンスやフレーズを読むと、どのくらい心が乱れますか？　その強烈な感情を活性化させてください。その苦痛を採点し、できるかぎり高いレベルにまで引き上げるようにしてください。それがすんだら、評点のアルファベットを書きとめます。

苦しみのレベル　［　　］

否定的な感情は、高ぶれば高ぶるほど、タッピング後の消失速度は速まります。なんらかの記憶をたどり、それに伴う否定的な感情がすべて蘇《よみがえ》ったとき、あるいは、なんらかの思考を反芻《はんすう》し、それに伴う否定的な感情がすべて蘇ったとき、大脳ではあるプロセスが発生します。大脳は、その出来事の認知における柔軟性と適応性が高まるのを容認します。この性質は神経可塑性《かそせい》（変化しやすさ」と呼ばれています。適切な介入によって感情の記憶を変えられるのは、まさにこのプロセスが発生したときです。このときにこそ、タッピングによって感情を消すことができます。このときにこそ、「F」から「A」に移行できるのです。

センテンスを完成しよう

これで、センテンスは書けましたし、評点のアルファベットも記録できました。
次は、少し時間を取って、自分の書いたものを読みます。はっきりと声に出して読んでください。
けっこうです。
つづいて、すでにできあがっているセンテンスの文頭と文末に、少しだけ言葉を足します。

たとえ〈センテンス〉としても、わたしはだいじょうぶ。

文頭に追加する言葉　**「たとえ」**
文末に追加する言葉　**「としても、わたしはだいじょうぶ」**

わたしのクライアントが使ったセンテンス例に以上を追加すると、次のようになります。

・**たとえ**〈父から毎日あれこれ批判されたことを考えると、猛烈に腹が立つ〉**としても、わたしはだいじょうぶ。**

・**たとえ**〈水が恐くて、夫とヨットに乗る気になれない〉**としても、わたしはだいじょうぶ。**

・**たとえ**〈ミスをしたとき、そんな自分に我慢がならない〉**としても、わたしはだいじょうぶ。**

・**たとえ**〈妻がわたしの言い分には耳を貸さず、子供に対する妻の態度を見ていると、気が変になりそうだ〉**としても、わたしはだいじょうぶ。**

・**たとえ**〈母に愛されたことがなく、とても傷ついている〉**としても、わたしはだいじょうぶ。**

・**たとえ**〈太りすぎた自分が大きらいだ〉**としても、わたしはだいじょうぶ。**

・**たとえ**〈天涯孤独で、いつも寂しくてならない〉**としても、わたしはだいじょうぶ。**

・**たとえ**〈息子を傷つけてしまい、そういう自分が許せない〉**としても、わたしはだいじょうぶ。**

センテンスをキーワードにしよう

今あなたの手元の紙には、成績表に浮かんだ評点のアルファベットのほかに、ひとつのセンテンスが書いてあるはずです。それは「**たとえ**」で始まり、「**わたしはだいじょうぶ**」で終わっています。

そのセンテンスを声に出して読んでください。

はい、けっこうです。

では次に、キーワードを考えていただこうと思います。

キーワードとは、そのセンテンス全体があなたにとって意味することをまとめた単語のことです。キーワードを用意すれば、センテンス全体を毎回読む必要がなくなり、ときにはこれをいうだけですみます。これを聞くだけで、自分のセンテンスが心に浮かんでくるからです。

上記の各例のキーワードは以下のようになります。

・**たとえ**〈父から毎日あれこれ批判されたことを考えると、猛烈に腹が立つ〉**としても、わたしはだいじょうぶ。→キーワード　批判**

・**たとえ**〈水が恐くて、夫とヨットに乗る気になれない〉**としても、わたしはだいじょうぶ。**

→キーワード　水

・**たとえ**〈ミスをしたとき、そんな自分に我慢がならない〉**としても、わたしはだいじょうぶ。**

→キーワード　完璧さ

・**たとえ**〈妻がわたしの言い分には耳を貸さず、子供に対する妻の態度を見ていると、気が変になりそうだ〉**としても、わたしはだいじょうぶ。**

→キーワード　妻

・**たとえ**〈母に愛されたことがなく、とても傷ついている〉**としても、わたしはだいじょうぶ。**

→キーワード　母

・**たとえ**〈太りすぎた自分が大きらいだ〉**としても、わたしはだいじょうぶ。**

→キーワード　太りすぎ

・たとえ〈天涯孤独で、いつも寂しくてならない〉としても、わたしはだいじょうぶ。
↓キーワード　孤独
・たとえ〈息子を傷つけてしまい、そういう自分が許せない〉としても、わたしはだいじょうぶ。
↓キーワード　息子

キーワードはセンテンスのすぐ下に書いてください。これでタッピングを始める準備、自分自身を癒す準備が整いました。では、先に進みましょう。

言葉を発するのは、あたかも想像というキーボードを叩くようなものである。
——ルートウィヒ・ウィトゲンシュタイン

一度練習してみよう

タッピング・スポット一覧は巻末に用意しましたので、参考にしてください。

練習

1　まず①「空手スポット」を叩く

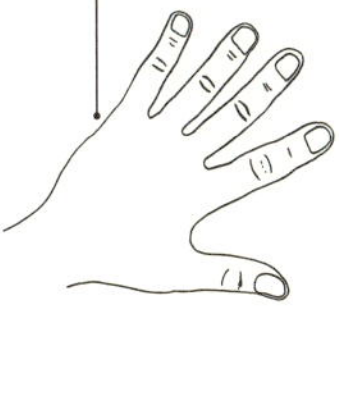

空手スポットの位置を思い出してください。

空手スポットは、親指以外の四本の指を使ってタッピングします。

タッピングしながら、自分の**センテンスを二回**読んでください。

ひたすらタッピングします。

特別な技は不要です。強く叩く必要もありません。自分自身を傷めつけてはいけません。センテンスを二回読む間、タッピングします。

センテンスははっきりいいましょう。**声に出して**いいます。大きな声でいいます。確信をもっていってください――たとえこれっぽっちも確信がなくても、です。誠意をもっていってください――たとえ本気でそうは思っていなくても、です。

センテンスをいっている間、自分の苦しみについて考えてくださ い。**どれほどの苦痛を感じたかを思い出し、自分がそれをもっともっと感じることを認めてやってください。**

練習

2　次に②誓いスポットをさする

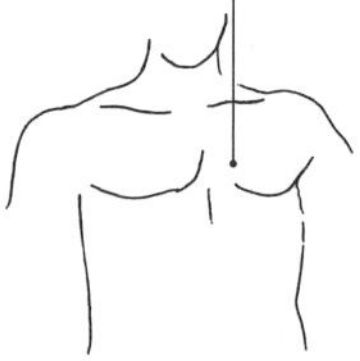

今度は誓いスポットの位置を思い出してください。

いいですか、このスポットは叩きません。さすります。円を描くようにこのスポットをさすり、その間、もう一度大きな声で**自分のセンテンスを略さずにいってください。**たとえそのセンテンスの内容を信じていなくても、信じているように振る舞い、はっきりといってください。

はい、よくできました。

練習

3　キーワードを口に出していう

つづいて、キーワードです。

次に行なう一連のタッピングでは、自分の苦痛について考えながらキーワードだけをいいます。

練習

4　顔から上半身へ、タッピングする

タッピングは、顔のスポットから始めて手のスポット、上半身のスポットへとからだの上から下に向かう順で行ないます。

タッピングを行なうのは、否定的な感情を明らかにして、それらを取り除くためです。

スポットを順にすべてタッピングしながらキーワードをいいましょう。次のタッピング・スポットに移るたびに、自分がどんなに動揺しているかをしっかり感じてください。自分がどんなに恐れ、怒り、憎み、不快に思っているかを感じてください。

キーワードをいい、自分の状況に集中します。
悲惨な気持ちになったら、

□ ③**眉がしらスポット**

をタッピングし始めます。
さあ、しっかり苦しんで！
五秒ほど、あるいは七～一〇回タッピングしたら、

□ ④**眉じりスポット**

に移ります。ここでも同様にタッピングし、それがすんだら

□ ⑤**目の下スポット**
□ ⑥**口ひげスポット**
□ ⑦**あごスポット**

と進んでいきます。

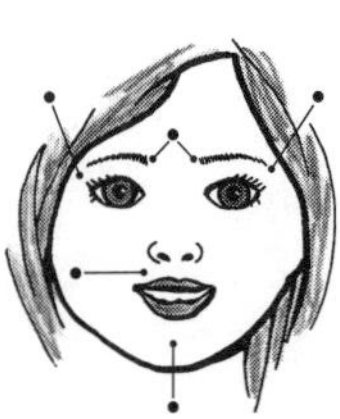

少し時間を取って**深呼吸**をし、手のタッピングに移ります。
キーワードをいいます。
自分の状況に集中し、ひどく動揺しているのをしっかり感じながら、

□ ⑧ **Vスポット**
□ ⑨ **小指スポット**
□ ⑩ **人差指スポット**
□ ⑪ **親指スポット**
□ ⑫ **中指スポット**

の順にタッピングしていきます。

再び少し時間を取って**深呼吸**し、

□ ⑬ **鎖骨スポット**
□ ⑭ **わきの下スポット**

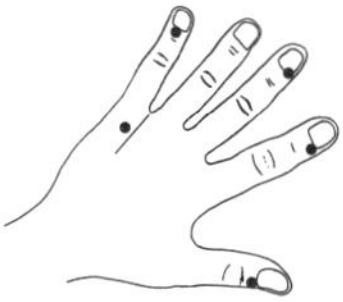

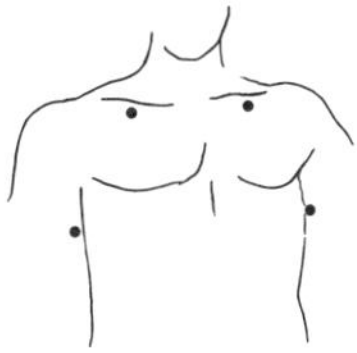

に移ります。

キーワードをいい、自分の状況について考えながら、各スポットをタッピングしてください。

けっこうです。

練習 5　最後にもう一度空手スポットをタッピングする

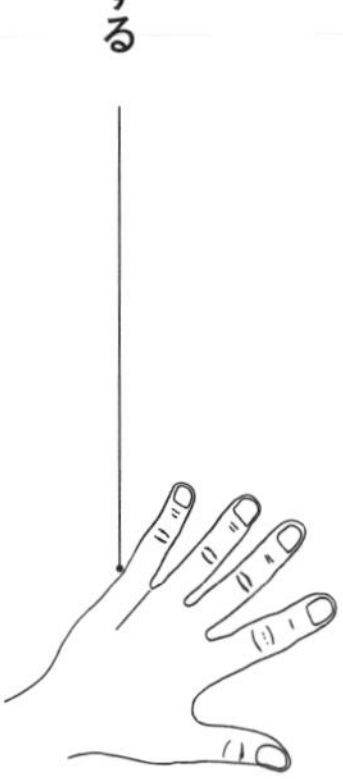

こうして全スポットのタッピングがすんだら、もう一度空手スポットをタッピングします。このときはキーワードだけではなく、**センテンス全体**をいってください。センテンスを二回いう間タッピングをつづけ、自分の問題をしっかり思い起こします。

練習 6　状況のレベルをチェックする

少し時間を取り、目を閉じて自分の状況について考えてみましょう。

成績表にどんなアルファベットが浮かんできたか見てください。

相変わらず「F」ですか？　それとも「D」ですか？　気分はましになっていますか？
「C」ですか？　それとも「B」？
治ってしまいましたか？　つまり「A」ですか？

練習

7　くりかえそう

一段階か二段階しかよくなっていなかったら、つづけてもう一度タッピングを行ないます。

①**空手スポット**から始めて、②**誓いスポット**をさすります。次は③〜⑦**顔**のタッピング・スポットに進み、すんだら⑧〜⑫**手**に移ります。さらに、⑬**鎖骨スポット**、⑭**わきの下スポット**を経て、最後にもう一度**空手スポット**にもどります。

すでにお気づきかもしれませんが、**空手スポットに始まり空手スポットで終わる**このタッピングは、一見複雑そうでいて、**すべて行なうのに二分ほど**しかかかりません。

練習8　自分のベスト・スポットをさがそう

ここでもう一度、動揺のレベルを測りましょう。

相変わらず一段階ずつよくなっているのであれば、そのまま「A」に到達するまでタッピングをつづけます。

ところで、みなさんは、いくつかのタッピング・スポットが残りのスポットより効果があることに気づいたかもしれません。たとえば、目の下をタッピングすると、必ずリラックスできることがわかった人もいるでしょう。あるいは、口ひげスポットをタッピングすると、とりわけほっとするという人もいるでしょう。

試しに、あまり役立っていないと思われるタッピング・スポットを省いてみてください。二～三ヶ所だけで充分という人もいると思います。手と指のスポットはすべてタッピングしないといけないけれど、顔は一ヶ所だけでいいという人もいるはずです。鎖骨スポットはたいていの人におおいに役立ちます。わたしのクライアントのなかには、生涯苦しんできた恐怖症を完治するのにわきの下スポットしか必要としなかった女性もいます。そんな彼女も、結びのスポットとして、**空手スポット**はやはり使う必要がありました。
そういうわけですから、時間をかけて自分のベスト・スポットを見つけ出し、それらを集中してタッピングしてみてください。もちろん、全スポットを順にタッピングする完全版を使えばまちがいはありません。

ひとつ憶えておいていただきたいことがあります。

精神科医は、ジルに効く抗うつ薬がジャックには効かない可能性があることを知っています。内科医は、ハンナに効く抗生物質がハリーの熱はまったく下げてくれない可能性があることを知っています。同様に、**あなたのタッピング・スポットはあなた特有のものです。時間をかけてベスト・スポットを見つけ出し、できればベストなタッピングの順序も見つけてください。**たいていの人は、最初と最後のタッピング・スポットである空手スポットによく反応します。
あなたはいかがですか？

練習

9　レベルは「A」になりましたか？

成績表の評点を「A」にすること――それがあなたのゴールです。ひどい苦痛の原因だった元の状況――トラウマ、記憶、恐れ――について考えても、以前の苦痛をいっさい感じないでいられるようになったら、まさに「A」に到達したということです。わたしはクライアントからタッピング後「A」になったと聞くと、動揺の原因になった状況を視覚化するよう指示し、以下に同意できるかどうかを訊ねます。

- □　**あれは別に大騒ぎするようなことではない。**
- □　**あれは自分でうまく対処できる。**
- □　**あのことで不安になることはもうない。**
- □　**あれは過去のこと。もうどうでもいい。**
- □　**わたしは自分を受け入れる。わたしはだいじょうぶ。**

これらに同意できるという返事があれば、クライアントにタッピングが届いたことがわかります。さあ、今度はあなたがタッピングを受け取る番です。自分でタッピングして、あなたも上の五つに同意できるようになってください。ほかにも二～三項目を増やしてもいいでしょう。

行きづまったら

ときに「F」から「B」までは来ても、そこで行きづまってしまう場合があります。「A」に到達できれば、死ぬまでずっと治癒状態がつづく可能性が高いわけですから、わたしは自分のクライアントにも、あなたにも、「B」で満足してほしくはありません。行きづまりは、全スポットを順に叩いていくタッピングを数回繰り返すだけで解決する場合もありますが、元のセンテンスを少し変えてからタッピングをやり直さなくてはならない場合もあります。この場合は、変更したセンテンス全体をいいます。

数回繰り返してもまだ「B」で立ち往生しているなら、センテンスの変え時です。センテンスの変更は以下のように行ないます。

まず、文末に

わたしはだいじょうぶ

を足す代わりに、

わたしはもうすぐだいじょうぶになる

を加えます。理由はわかりませんが、人によって、苦痛の除去には時間をかけなくてはならないらしく、そうした人たちの心はいきなり気分が完全回復するのを認めないようなのです。もしあなたがそういうタイプなら、「**わたしはだいじょうぶ**」を「**わたしはもうすぐだいじょうぶになる**」とすれば、感じ方に違いが生じるのがわかるでしょう。そして、のちほどその日のうちにもう一度タッピングを行ない、翌日は二度ほど行なって、最後はゴールに到達してください。

ゴールは、つらい感情を取り除き、かつ、その原因となった思考や記憶には**相変わらずアクセスできる状態にすること**です。「A」になれば、苦しみは安らぎに変わり、恐れは中性の状態に変わっているはずです。問題の思考を新しい見方で思い描くことが本当にできるようになるはずです。

効果がなかったら

まだ動揺していますか？　相変わらず「F」ですか？

でも、ご心配なく。あなたが悪いわけではありません。あなたはとても上手にタッピングしていました。

たいていは、センテンスが正しくないことが問題なのです。

だいじょうぶ、これはちゃんと修正できます。感情が絡んだ状況は複雑で扱いにくいものです。

ときには、最初からはっきりしている以上のことが、あれこれあるものです。

——ロレイン

ロレインのことをお話しさせてください。ロレインは予約の電話をかけてきたとき、電話口で泣いていました。ひどく取り乱していて、実は、体中に蕁麻疹《じんましん》が出ていました。この蕁麻疹は、かかりつけの医師によれば「強い不安」が原因だとのこと。ロレインは何がそんなに不安だったのでしょう？　息子の結婚式です。

「でも、まあ」とわたしはいいました。「母親って、子供の結婚式が近づいてくると、興奮気味になりますから」

「いいえ、そうじゃないんです」とロレイン。「普通の状況じゃないんです。わたしは八年前に離婚しましたが、このお式で、離婚以来初めて元夫に会うんです」

わたしはおめでたくも話はそれですべてだと思い込み、**「たとえ〈元夫に会うことになった〉としても、わたしはだいじょうぶ」**というセンテンスをふたりで作ってタッピングをしました。

ロレインの評点は「F」からまったく動きませんでした。

そこでもう少し話を聞くと、ロレインは、元夫が浮気をして自分を捨てたこと、妻となったその浮気相手も息子の結婚式に出席する予定になっていることを打ち明けました。

今度は、「**たとえ〈ふしだらなあの女と同席することになった〉としても、わたしはだいじょうぶ**」というセンテンスを作ってタッピングしました。

タッピング後、評点は「F」から「D」に変わったものの、何度繰り返してもそれ以上はよくなりませんでした。

それでさらに話を聞くと、ロレインは元夫とその妻に自分の今の姿を見られるのが恥ずかしいといいました。離婚後の八年間に体重が増え、白髪混じりになり、衣服に気を使わなくなっていたからです。彼女は五〇代で、年齢相応の外見です。問題は相手の女が三二歳だということで、近くに立ったら、老け込んだ気分になるだろうし、いかにもやつれて見えるのではないかと心配だったのです。

今度は、「**たとえ〈花婿の母親相応の年齢に見える〉としても、わたしはだいじょうぶ**」というセンテンスでタッピングしました。このセンテンスはふたつの目的に叶っています。ロレインが不安を感じている実情を反映していますし、結婚式における彼女の敬われるべき地位を強固なものにしてもいます。

ロレインは全スポットを順に叩いていくタッピングを三回繰り返し、評点は「D」から「B」へ、さらには「A」へと変わりました。彼女がわたしの診察室にいたのは一時間半です（これは、タッピングのセッションとしては長いものです。通常は一時間もかかりません）。帰り際、彼女はわたしを振り返っていいました。「あのばかと奥さんが列席するからって、わたしが気をもむことなんかないんですよね。わたしの晴れ舞台の日なんですから」

二週間してロレインから電話がありました。結婚式は上首尾に終わり、彼女も晴れ舞台を立派に務めたそうです。蕁麻疹は消え、今は、元夫の家から通りをひとつ隔てた新居に新婚さんたちを訪ねるのを楽しみにしているとのこと。「彼や彼の奥さんにばったり出くわしたとしても、まあ、それはあの人たちの問題です」と彼女はいいました。

電話のロレインの言葉を聞いて、彼女の治癒が本物であることがわかりました。本当にうまくいくと、以前はあれほど恐ろしかったり難問だったりした問題の状況が、「別に大騒ぎするようなことではない」と感じられるようになります。

どんな真理もいったん発見されれば簡単に理解できる。肝心なのは、それらを発見することである。

——ガリレオ

さまざまな角度から

ロレインのケースから、タッピングをひととおりやって効果が現れなかった場合、別の角度から状況を見る必要があることがわかります。取り組むべき別の側面があることを自覚していないこともあれば、ひとつの側面を解決したあとになって、別の側面が現れることもあります。それでもだいじょうぶです。ひとつひとつ片づけていけばいいのです。各問題のタッピングにかかるのはほんの二〜三分ですから。

確認

念のため、

① **自分が見つけたセンテンス／フレーズは本当に適切か**
② **どの角度から見ることが重要かを理解しているか**
③ **どのタッピング・スポットが自分にとってベストか把握しているか**

を確認してください。これらができていれば、あなたは成功への道を歩いているはずです。

もし最善を尽くし、さまざまな角度から試してもなお苦しみがつづいていたら、タッピング以外の方法を検討してください。メンタルヘルスの専門家を探し、自分の状況を話さなくてはいけません。希望はあります。きっとよくなります。

さて、みなさんはもうタッピングのやりかた――指でどこを叩けばいいか、叩きながら何をいえばいいか――を理解しましたから、次は、タッピングで恐れを取り除く方法を学びましょう。恐怖症はタッピングにとてもよく反応します。

まとめ　お忘れなく

以下は、自分の状況を採点する方法です。まったく動揺していない状態なら、「A」です。でも、苦痛がある場合は、その否定的な感情を程度によって以下のアルファベットで表わします。

B＝あともう少しで完璧

C＝いくらか動揺している

D＝非常に動揺している

F＝耐えがたいほど動揺している

こんなふうに使ってみる

4 恐れ、不安、恐怖症

どんな人にも何かしら恐いと思うものがあります。

でも、誰もが恐怖のあまり機能不全に陥るわけではありません。アンドルーはわたしを訪ねてきて、実は車をうちの私道に停めたまま一五分ほど車中に留まり、念には念を入れたといいました。彼は何にそれほど念を入れなくてはならなかったのでしょう？　あたりに一匹たりとも犬がいないことを確認しなくてはなりませんでした。私道を確認し、外の歩道を確認し、低木の茂みや生垣を確認し、自分に飛びかかろうとしている犬がまったくいないことがわかって、やっと車を離れる勇気が出たとのこと、車を出た彼は、そのあとすごい勢いで一目散に入り口に駆け込んだそうです。

犬が恐い

アンドルーは自分がこれほど犬を恐がるのはばかげているとわかっています。犬以外のものを分別なく恐がることはありませんが、とにかく犬は恐くてなりません。これは典型的な恐怖症です。恐怖症というのは、ある特定のものを過剰に恐がる病気です。実際に生じうる危険とまったくそぐわない恐怖を感じるのです。こうした強烈な恐怖を和らげるには、恐怖を抱かせる対象を避けるしかありません。

　恐怖症にかかっている人の大半はまったく正常であり、健康でもあります。通常、恐がっている一対象以外は何も恐がりません。あなたは恐怖症ですか？　たとえ何かがひどく恐くても、それとの接触を避けることができ、それを避けつつ気楽に生活できるのであれば、あなたは恐怖症ではありません。単に恐がっているだけです。恐れが恐怖症に変わるのは、それが日常生活に支障を来たすようになったときです。

　アンドルーによると、彼はめったに外出することがなく、大学生のときに恐怖症を発症したため大学を卒業できなかったそうです。休学せざるをえない状態になり、両親の家から出なくなりました。大学のキャンパスに犬が住み着いていないことは、頭ではわかっていました。でも、もし教職員の誰かが家から犬を連れてきたらどうしよう、野良犬が迷い込んできたらどうしようと考えてしまいました。あれから何年にもなりますが、今も相変わらず両親の家に引きこもっています。運よくコンピュータを通して仕事をしていたので、生活のためにあえて外出する必要もありませんでした。

　恐怖症の発症原因やそのメカニズムについては諸説ありますが、たいていの人が心底ほしがっている答えはそこにはありません。なんらかの恐怖体験が触媒《しょくばい》になっていることもありますが、そういう体験をまったくしていないケースも数多くあります。アンドルーは、化学教室にいたときに実習仲間ふたりの会話をふと耳にしたことを憶えています。そのうちのひとりが週末に犬に咬まれた話をしていました。アンドルーは何もいいませんでしたが、授業後に寮へもどる途中で犬に襲われそうだと思い始め、その後数日間、寮の部屋から出ませんでした。食事はルームメイトが食堂からもってきてくれました。

その週の終わりにアンドルーは両親に電話を入れ、迎えに来てほしいと頼みました。何かおかしなことが起こりつつあるのがわかったからです。両親はことを分けて聞かせようとしましたが、彼の恐怖症は――誰の恐怖症でもそうですが――道理には反応しませんでした。両親はなんとかして息子に激しい恐怖を克服させようとしました。何人もの専門家に相談し、恐怖症の治療は、通常、恐怖の対象を徐々に生活のなかに再導入していくというやりかたをすると教えられました。これは系統的脱感作と呼ばれています。恐怖症患者を段階的に訓練し、恐怖の対象に対する耐性をつけていく方法です。

この方法をアンドルーに適用すると、次のようになるはずでした。

まず、近所から借りてきた犬をひもにつなぎ、最初の数日間は、母親がその犬を連れてリビングルームの窓近くを散歩し、アンドルーが家のなかからそれを眺めます。この数日間でたぶん犬を見ることには耐えられるようになるので、次に、母親はそれまでよりも窓寄りの所を犬を連れて散歩します。やがて折りを見て、犬をひもにつないだままリビングルームに連れて入ります。その後――何日後か、何週間後か、何ヶ月後かに――アンドルーがひもにつないだ犬と同じ部屋にいられるようになったら、今度は犬をひもからはずし、しかし、母親がしっかり膝《ひざ》に抱いているようにします。さらに次の段階では、母親と犬はアンドルーの隣に座ります。そのうち、母親が犬を抱いていれば、アンドルーも犬をかわいがることができるようになります。そうなったら、さらに進めて……となるはずでした。

しかし、そう、お察しのとおりです。ああ、残念ながら、今書いたことは何ひとつ実現しませんでした。アンドルーは窓から外を眺め、犬を見ることに耐えられなかったのです。重いパニック症状が起き、あまりに恐がるので、治療計画はそれ以上進められませんでした。両親は藁《わら》にもすがりたい気持ちでした。アンドルーも同じ気持ちでした。三人はそれほど必死だったので、隣人からわたしのへんてこりんだけれど効果があるタッピングのことを聞くと、予約を入れる気になりました。こうして晩春のある日、アンドルーはわたしの診察室にやって来たのです。

アンドルー　先生、よろしくお願いします。なんか、ばかみたいです。さっきここに駆け込もうとしたとき、どれだけ心臓がバクバクし、今にも死にそうな気分になったか、先生には想像もつかないでしょう。こんなふうになってから表に出たのは、今日が初めてです。始まった日のことについて、お聞きになりますか？

ロベルタ　いいえ、アンドルー、その必要はありません。この恐怖症があなたの生活をどれだけひどく侵《おか》しているかよくわかります。だから、すぐに取り除いてあげたいと思っています。

アンドルー　セッションは何回くらい必要ですか？　今日と同じことはとても繰り返せそうにあ

りません。ここに入るまで本当にたいへんだったんです。

ロベルタ　今日、治してしまうつもりですよ。数分もあればやりかたは飲み込めます。あなたはそのとおりにやって、恐怖症を追い出してしまうはずです。さあ、始めましょう。

アンドルー　どんなにやる価値のあることでも、今、自分には何もできそうにありません。まだパニック状態から抜け出していませんし、ここに入って以来、落ち着くことができません。

ロベルタ　それは何よりです。そういう状態のほうが、わたしの仕事が楽になります。あなたにはたっぷり動揺してもらい、恐さに震え上がってもらいたいからです。この方法が効果を発揮するのは、あなたの恐怖が傍目《はため》にもすぐわかるほどになっているときだけです。つまり、不特定の犬でも特定の犬でもいいのですが、あなたには犬のことを考えてもらい、自分の恐怖がどれくらいかを測定してもらいたいのです。「A」から「F」の点がつく成績表を思い描いてください。「A」は、犬といっしょでも平気でいられる状態です。「F」は、重いパニック症状が出ている状態です。今、あなたはどのあたりにいますか?

アンドルー　そうですね、ついさっきまで「F」でしたが、今は「F」と「D」の中間あたりです。

ロベルタ　「Dマイナス」ってところですか?

アンドルー　はい、そうです。

ロベルタ　**「ぼくは犬が恐くてしかたがない」**という言い方は当たっていますか?

アンドルー　はい。控えめにいえば、そうなります。

ロベルタ　では、次の文《センテンス》をわたしのあとについていってください。

「たとえ〈犬が恐くてしかたがない〉としても、わたしはだいじょうぶ」

セッションのこの時点で、アンドルーはセンテンスを数回繰り返していい、その後わたしたちはタッピングを始めました。タッピング・スポットはすべて叩きました。空手スポットを叩き、誓いスポットをさすったときは、センテンスをいい、そのあと他のスポットをタッピングするときには、**犬**という言葉だけをいいました。

全スポットを順に叩いていくタッピングを二回繰り返すと、アンドルーは評点が「Dマイナス」から「B」になったといいました。そこで、とりわけ役に立つと思うタッピング・スポットを見きわめるよう指示しました。アンドルーがVスポットと鎖骨スポット、わきの下スポット、目の下スポットを挙げたので、今度はそれらのスポットのみタッピングするよう提案しました。そうすると、ひととおりやっただけで評点は「A」になりました。わたしは自分のクライアントには最後に空手スポットへのタッピングをしてほしいと思っているので、アンドルーもそうしましたが、実は、彼自身は「A」になった時点でそれ以上タッピングは必要ないと主張しました。彼は自分の進歩にびっくり仰天しましたが、こう付け足しました。

「今はこの場所にいて、ここには犬がいないから、効果があったのかもしれません。ひょっとしたら、外に出たとたんにぶり返すかもしれません」

こういうこともあろうかと、わたしはご近所に前もって連絡してありました。わたしはアンドルーに、隣家には犬がいるので、ちょっと出て、お隣の呼び鈴を鳴らしてみましょうかといいました。アンドルーは、ほんの数分前には自分の車から診察室の入り口まで歩くのもままならなかったというのに、行く気満々になりました。そして、難なく診察室を出て、落ち着いて隣家の玄関に立つと、犬が家にいればいいのだがと思いました。わたしたちは隣家のリビングに通され、アンドルーはごく普通の来客となんら変わりなく振る舞いました。わたしたちは数分おしゃべりをしてからもどりましたが、その間にアンドルーは犬をなでました。隣家から診察室にもどると、アンドルーは母親に電話を入れました。彼が「治ったよ」というと、母親は「どっかおかしいんじゃないの?」といったそうです。半年後の今——本書執筆中の今——アンドルーにぶり返しはありません。

年齢によって異なる恐れ

さまざまな研究によれば、人が感じる恐れは年齢によって異なります。たとえば、子供は闇や知らない人、医療処置を恐がります。年を取ると、人混みや事故、病気、別れを恐がります。二〇～五〇歳の恐怖症患者の大半は閉所や公の場で話すことを恐がります。あなたは会社で課員全員を前に報告するとき、落ち着かなくなりますか? 販売プレゼンテーションをするとき不安になりますか? 子供が通っている学校の父母会でスピーチをすることを考えると緊張しますか? もしあなたが多少とも恐がりなら、上記のような対人関係を伴う状況で**落ち着かない、不安になる、緊張す**

るといった心理状態になるのはごく自然なことだとされています。しかし、もし職場で報告することを考えた結果、会社を辞めようという気になるなら、あるいは、次回の販売会議のことを考えた結果、職を変わろうという気になったり、父母会に参加するくらいなら子供に自宅学習をさせようと考えたりするなら、あなたはスピーチ恐怖症です。

生の声　ティム

ぼくは以前、上司に話しかけられると、いつも頭のなかが真っ白になっていました。ただ「やあ」と挨拶をされただけでも口ごもってしまい、汗が吹き出たものです。今は、彼が近づいてくるのを見ると、深呼吸をし、ぼくの三つのタッピング・スポットを思い出し、落ち着いてすみやかに返答しています。ほかの社員と同じようにはっきりした声で「どうも」と挨拶するのです。ときにはちょっとした世間話やおしゃべりさえします。実は、最初にタッピングをしたあと一度も繰り返していません。今は思い出すだけでいいんです。

公の場で話をする恐怖

バーバラは小売店のオーナーで、おしゃれな女性向けの靴やらハンドバッグやらを扱っています。

顧客とのコミュニケーションを楽々こなし、一対一の会話にはまったく問題がありません。ただ、学生時代には――もう何年も前のことですが――クラスのみんなの前でスピーチをしなくてはならなくなると、いつも仮病を使って学校を休んだことを憶えています。そんなふうにして恐怖を引き起こす状況は避けてきたこともあり、恐怖について気にしたことはありませんでした。こんなに順調に人生が進んでいるのに、まさか自分が恐怖症だなんて思ってもみないことでした。

バーバラはここ何年か、地元のホームレス施設に商品を寄付してきました。顧客用には、あるプログラムも開発し、自分の店で買ってくれた品物に、郵送用の小袋をつけました。その袋には予め宛名が書いてあり、郵送料も支払いずみで、顧客が用ずみになった靴やバッグをこの袋に入れて投函すると、ホームレス施設に配達されるようにしたのです。そんなわけで、今年、施設はバーバラを表彰することにしました。彼女のための昼食会が開かれ、彼女は高座に座る予定です。受賞の際には受賞スピーチをするよう頼まれました。

バーバラはパニックに陥りました。演壇などに立ってスピーチなんてしたくありません。とにかく、スピーチをするのがいやなのです。二週間眠れぬ夜を過ごしてわたしのところにやって来た彼女は食欲もすっかりなくなり、店を閉めてどこかに行ってしまおうとまで考えていました。それもこれも、人前で話すことが病的に恐かったからです。

診察室に入ってきたバーバラはまるで病人のようでした。やせ細り、疲れ果てていました。この街を出ようと本気で考えているといいました。彼女のための祝賀会は一週間後です。バーバラはいいました。

「長い休暇を取るべきときなのかもしれません。わたし、昼食会には出ません。出られません。でも、すっぽかすようなことをしたら、顔を上げて表を歩けません。だから、長い間どこかへ逃げている以外、どうしたらいいのかわからないのです」

わたしはバーバラに、成績表のように「A」から「F」で自分の恐怖を採点するよういいました。「簡単です」とバーバラは答えました。「『F』だってわかってますから」

わたしたちはすぐにワークに取りかかりました。〈公の場で話すのが恐い〉がバーバラの基本センテンスです。さらにそれを、「**たとえ〈公の場で話すのが恐い〉としても、わたしはだいじょうぶ**」と拡げました。でも、バーバラはこれを声に出していうことができませんでした。実際には、センテンスを「**たとえ〈公の場で話すのが恐い〉としても、わたしは自分を受け入れます**」に変えざるをえませんでした。

バーバラは「わたしはだいじょうぶ」といえませんでした。この問題に対する不安は明らかに彼女の生活を混乱させていて、わたしの目の前に座っている彼女はちっともだいじょうぶではなかったからです。わたしの励ましもあってか、「自分を受け入れる」ということはできました。でも、いうにはいいましたが、彼女はその言葉をごまかしだと感じていて、実際には、何度も試した挙句ようやくつぶやくことができたにすぎません。彼女がキーワードに選んだのは「**話すこと**」でした。

わたしはバーバラに訊ねました。「わたしがあなたにタッピングしてもかまいませんか?」彼女には自分でタッピングする力がないように思われたからです。まずわたしが彼女の空手スポットをタッピングし、その間、ふたりでセンテンスをいいました。次に、バーバラは自分で誓いスポットをさすりながら、先ほどより少しはっきりとセンテンスをいいました。その後わたしが全スポットをタッピングしました。彼女はびっくりしているようでした。「何が起きたんです？」と訊ねてきました。「わたし、動揺していません」

「それは何より！　じゃ、もう自分でタッピングできますね」とわたしはいいました。バーバラは自分でタッピングを行ない、評点は「B」まで来ました。——と、彼女が独り言をいい始めました。

「公の場で話すのはたいへんっていう人がいるけど、どうしてそんなふうに思うんだろう？　ん？　わたしもそういう人だったっけ？　いったいどうなったのかしら？　ああ、わからない」

バーバラはタッピングをつづけ、「A」に到達すると、来週の昼食会にはぜひ出席してスピーチしたいとわたしにいいました。わたしは「なんの心配も要りません、だって、最悪の場合でも、演壇に座ったまま、いつでもタッピングできますから」といいました。タッピングしても、誰も気づかないでしょう。バーバラによく効いたのは、目の下スポット、鎖骨スポット、わきの下スポットで、これらのスポットはいずれも、誰の注意も引かずに簡単に数秒間タッピングすることができます。バーバラは目を丸くしてわたしを見ました。「どうしてタッピングが必要になるんでしょう？　わたしがするのは、ただ立ち上がって数分話すことだけです。それだけのことで大騒ぎしたくありません」

タッピングには、思考から否定的な感情を完全に取り除く力があります。公の場で話すことを考えても、否定的な感情がまったく浮かんでこなくなった今、スピーチ・デビューが近づいていることを心配するのは、バーバラにはばかばかしく感じられました。彼女にはメンタル・リハーサルも使いました。目を閉じ、自分がマイクに向かって歩いていき、実際にスピーチをして自分の席にもどるまでを想像してもらいました。この視覚化を行なう間、彼女はずっと平静でしたし、自分自身と自分の感情を完全にコントロールしていました。心のなかである状況のリハーサルを行ない、そのなかで成功を収めると、現実の世界でも同じ成功を収める可能性がたいへん高まります。

あなたの番

あなたは恐怖症ですか？　アメリカでは人口の約一二・五パーセント——一〇〇人中一二人余——が人生のどこかで恐怖症に苦しみます。

あなたは高い場所を恐がる高所恐怖症ですか？　それとも、最新の恐怖症、コンピュータを恐がるコンピュータ恐怖症ですか？　そうなんです、たしかに少ないことは少ないのですが、コンピュータをひどく恐がって、コンピュータを見ざるをえないオフィスでは働けないという人がいます。そういう人は当然、診察室にコンピュータを備えている医者にもかかれません。そのほか、図書館にも、教室にも、営業所にも行くことができません。実のところ、そうなって初めて彼らはわたしに電話をかけてきます。恐れが恐怖症になり、生活を支配してしまうからです。

恐怖症には次のようなものがあります。

一三恐怖症（数字の13が怖い）
幽霊恐怖症
閉所恐怖症
医者恐怖症
高所恐怖症
海洋恐怖症
広場恐怖症
月恐怖症
ひげ恐怖症

単純な恐怖症

では、あなたの恐怖症に取り組みましょう。もし単純な恐怖症――つまり、トラウマや複雑な状況が原因でないもの――なら、迅速かつ容易にタッピングに反応します。

自分の恐怖症を取り除くためにタッピングで使うセンテンスを見つけられますか？　単純な恐怖症なら、以下の空欄を埋めるだけでかまいません。

たとえ［　　　］が恐いとしても、わたしは自分を受け入れます。

次に自分を動揺させ、恐がらせてください。思いきり恐がらせますが、自分を傷めつけるようなことがあってはいけません。自分の恐怖に直面することを考えましょう。その恐怖を感じてください。もし耐えられるなら、身が縮み上がるくらいの恐怖を感じてください。耐えられないなら、そこまでする必要はありません。

今、成績表にはどのアルファベットが浮かんでいますか？　「F」なら申し分ありません。もし「F」になっていないのなら、なんとかしてそこまで達してください。

つづいて、キーワードを見つけます。紙に、自分のセンテンスとキーワード、評点を書いておきましょう。はい、けっこうです。

さあ、これでタッピングを始められます。まず空手スポットを叩きながら、センテンスを三回いいます。次に、誓いスポットをさすりながら、センテンスをもう一回いいます。

このあとはキーワードをいいながら、ひととおり最後までタッピングします。それがすんだら少し時間を取り、深呼吸をして、再び採点します。「D」か「C」になっていたら上出来です。そのまま同じことを繰り返します。もう一度、あるいはもう二度、最初から最後までタッピングをしてください。

はい、けっこうです。まもなく「A」になるでしょう。タッピングで恐怖症が治るときが来るのです。

賢人は嵐のとき、「危険から逃れられますように」ではなく、「恐怖から解放されますように」と、神に祈る。
——ラルフ・ワルドゥ・エマーソン

恐怖症を治療するためのセンテンスを作るとき、バーバラがしたように、**「わたしはだいじょうぶ」**を**「わたしは自分を受け入れます」**に変えなくてはならないことがあるかもしれません。恐怖症の場合、自分のそうした一面はなかなか受け入れられないこともあるため、自己受容はとても重要になります。でも、それ以外の部分はすべて問題ないと感じていることでしょう。本章冒頭で、恐怖症の人は通常、その他の面ではたいへん健康で幸せに暮らしていると述べたことを思い出してください。つまり、自分がだいじょうぶなことははなからわかっているわけで、したがって**「わたしはだいじょうぶ」**といっても役に立ちません。

生の声　ダリル

町を出てバカンスに行くことを考えても、もうそれが問題になることはありません。以前のように行く前から心配したりしなくなりました。不安になったら、左右の鎖骨スポットを両手でタッピングします。先生のところでタッピングして以来、彼氏にチケットをキャンセルするよう頼んだことは一度もありません。以前はそればっかりでしたけど。

複雑な恐怖症

恐怖症のなかには、複数の原因が入り組んで発生する複雑なものがあります。

ホーガン氏が電話を入れてきたとき、彼とのワークはひと筋縄ではいかないだろうと思いました。彼は昇進したばかりで、自分の広々としたデスクから電話をかけているといいました。デスクの前には大きな窓があり、眼下に街の全景が眺められるとのこと。彼は長年勤めてきた証券会社で新しい地位に就いたところでした。

しかし、昇進したあと仕事ができなくなり、ただデスクに座って、窓の外をにらみつけているといいます。「景色に見とれて集中できないのかもしれませんね」とわたしがいうと、彼は否定していいました。「電話が恐くて、すべきことが手につかないのです」

彼の説明によると、自分はひょっとしたらこの昇進に値しないのかもしれないと思ったのがすべての発端でした。いったんその考えが頭をかすめて以来、昇進は明らかに分不相応で、そのことはすぐみんなにバレるだろうと考えるようになりました。

恐怖症の症状が最初に出たのは、電話に答えるのが恐いと思ったときでした。同僚の誰からの電話であっても、出るのが恐くなりました。今すぐにも同僚の誰かが電話を寄こして、「なあ、ホーガン、あんたがインチキ野郎で、この大会社のそのでかい机にふさわしくない人物だってことはお見通しだぜ」というに違いないと思うのでした。そういうわけでホーガン氏は電話を取らなくなり、電話が鳴ると恐怖に震え上がるようになりました。わたしを訪ねてきたときには、「あいつら」は自宅までも追ってくるに違いないと思い、自宅の電話にさえ出られなくなっていました。

ホーガン氏の恐怖症は、職場の電話に出る恐怖から自宅の電話に出る恐怖にエスカレートし、さらには、場所を問わずあらゆる電話が恐怖の対象となっていきました。彼は電話を見ようとしませんでした。受話器をもとうともしませんでしたし、電話の近くに座ろうともしませんでした。ホーガン氏は電話恐怖症でした。

自分が昇進に値しないと思ったという点について、何か特別な理由があるかどうかを調べるよう、わたしはホーガン氏にいいました。ところが氏は、社内でこの地位にもっともふさわしいのはたしかに自分だと断言します。そこでわたしたちは、**「たとえ〈自分がこの仕事に適任ではない〉と思っているとしても、わたしはだいじょうぶ」**というセンテンスを使ってタッピングを試してみました。これはまったく効果がありませんでした。

次に、**「たとえ〈電話が恐い〉としても、わたしはだいじょうぶ」**というセンテンスを使ってタッピングを試し、さらには、**「たとえ〈自分がこの仕事に適任ではない〉と思っているとしても、わたしは自分を受け入れます、たとえ〈あらゆる電話が恐い〉としても、わたしは自分を受け入れます」**でもタッピングしてみました。

ホーガン氏のいうには、「F」でスタートし、評点はその後も変わらないとのこと。彼は上のセンテンスすべてを使ってタッピングを数回繰り返したら、「Dマイナス」になるかもしれないと考えましたが、わたしはタッピングの対象がまちがっているのではないかと思いました。ひょっとしたらこれは恐怖症ではないかもしれない、何か別のことが進行しているのかもしれないと思ったのです。

そこで、これまでの人生で自分にはふさわしくない報酬を得たと感じたときがほかにもあったら、それについて話してほしいと彼にいいました。ビンゴ！　彼はふいに顔を赤らめ、わたしから目をそらしました。そして、傍《はた》から見てわかるほど震え始めました。

もう何年も前の中学時代のこと、ホーガン氏は生徒会に立候補したことがありました。結果は圧勝で、彼はぞくぞくすると同時にびっくりもしました。とても人気のある八年生が対立候補だったので、まさか勝てるとは思っていなかったからです。

当選から一週間後、彼は校長先生と向き合っていました。何人かの生徒が選挙で不正をしたというのです。その生徒たちは人気者の少年を落選させたくて、票をいじる方法を見つけました。ホーガン氏は何かがおかしいと気づかなかった自分が腹立たしくてなりませんでした。裏切られた気分でした。例の生徒たちにまんまと利用され、彼らの卑劣な計画を進めてしまったのです。何年も経った今でもまだ、実際に起きたことを把握しなかった自分自身に腹を立てていました。

ホーガン氏の電話恐怖症は実に複雑で、いくつもの恐れを包含していました。当時不正行為を知らされたとき、彼が数多くの感情を抱いたこと――とりわけ狼狽《ろうばい》し、怒り、裏切られたと感じたこと――をわたしたちは突き止めました。

今度は新しいセンテンスを使ってタッピングを行ないました。電話や恐怖症には触れず、代わりに**「たとえ〈クラスメートたちに裏切られた〉としても、わたしはだいじょうぶ」**といいました。キーワードは**「裏切り」**とし、全スポットを順に叩いていくタッピングを二回繰り返しただけで、評点は「F」から「A」になりました。

つづいて狼狽と怒りについてもタッピングできるようにするには、彼に当時の状況について考えてもらわなくてはなりません。そこで、わたしが問題の状況について話し、ホーガン氏に生徒会選挙の体験全体を採点してもらいましたが、評点を「A」から動かすことはできませんでした。よかった、これでさっき使った恐怖症のセンテンスが有効に働いてくれる、とわたしは思いました。ところが、**「たとえ〈電話が恐い〉としても、わたしはだいじょうぶ」**を使ったタッピングをもちかけると、ホーガン氏は「A」以外のアルファベットが浮かばないというではありませんか！　彼の電話恐怖症はいわゆる電話恐怖症ではなかったのです。新しいオフィスで仕事ができなかったのは恐怖症のようでいて、実際には、現在の状況よりむしろずっと昔の出来事に関係した複雑な情動反応でした。これは根底にトラウマ的状況をもつ見せかけの恐怖症です。だから、トラウマをタッピングするや、「恐怖症」は消えてしまったのです。

ホーガン氏のケースには、何かあなたと関係のあることが含まれていますか？　この話からは、恐怖症を取り除くタッピングをしても評点が「F」から動かない場合、まちがったセンテンスを使ってタッピングしているかもしれないということがわかります。たぶんその状況には別の側面があるのでしょう。あるいは、なんらかの強い感情の記憶が再活性化されているのかもしれません。それは単純な恐怖症ではありません。もっと包括的な方法を必要とする複雑な恐怖症です。タッピングの効果が現れない場合の対処法をさらに詳しく知るには第7章を読み、自分の恐怖症について自分自身に語って聞かせるか、レコーダーに吹き込むことを検討してください。話すうちに過去の似たような状況を思い出し、それが端緒《たんしょ》になって恐怖症をタッピングで取り除けるようになるかもしれません。

恐怖症のなかには、ややこしい原因をいくつももっているものもあります。複雑な恐怖症のもうひとつの例は車の運転を恐がるケースで、自動車事故に巻き込まれたあとに発症するものです。この状況では、「**たとえ〈車の運転が恐い〉として、わたしはだいじょうぶ**」といってタッピングするだけでなく、「**たとえ〈自動車事故に巻き込まれたことがあった〉としても、わたしはだいじょうぶ**」でもタッピングする必要があります。

エレベータに何時間も閉じ込められたあとに閉所を恐がるようになった場合は、「**たとえ〈狭い閉所が恐い〉としても、わたしはだいじょうぶ**」でタッピングするだけでなく、「**たとえ〈エレベータに閉じ込められたことがあった〉としても、わたしだいじょうぶ**」でもタッピングする必要があります。

第二次疾病利得

ときには別の理由から、タッピングしても恐怖症を取り除けないことがあります。あなたの一部分がどうしても恐怖症のままでいたいと思っていることがあるのです。ローラはその好例です。彼女は応急処置が必要だといってわたしのところにやって来ました。いきなり高速道路が走れなくなったというのです。出勤の途中ふいに恐怖に襲われ、脚がひどく震えて車を停めるしかなくなるのだそうです。近所や一般道路を運転するのはまったく問題がないのに、高速道路や幹線道路、パークウェーに入ったとたん、たいへんなことになるのでした。これ以上仕事を休まなくてもいいようにタッピングをしてもらえないかと彼女はいいました。もう病気休暇も特別有給休暇も残っていません。そこで、**「たとえ〈幹線道路での運転が恐い〉としても、わたしはだいじょうぶ」**というセンテンスでタッピングを行なうことにしました。

しかし、評点は「D」から動きません。

上のセンテンスをいくらか変えて何度か試してもまったく変化がなかったので、これは話を聞くべきときだと判断し、わたしはローラにどんな暮らしぶりか話してほしいと頼みました。彼女の話では、今、離婚調停の真っ最中で、夫がこちらの望むような示談金を申し出てくれないとのこと。では、彼女に収入がなかったら賠償金額は上がるのかと訊ねると、「もちろんです」という答えが返ってきました。またまた、ビンゴです。もし自動車通勤ができないという理由で失職したら、ローラは離婚調停中、無収入となり、金銭面での交渉に成功します。でも、もし仕事をしつづければ、金持ちの夫から受け取る額はほとんどゼロになってしまいます。

ローラとわたしはこの件について話し合いましたが、ローラは、わざと運転できない状態を発生させているわけではないといいました。そのとおりだと思います。意識の上では、運転したいと思っているのです。

しかし、ある症状から**第二次疾病利得**が得られる場合、それが原因になってなかなか症状を取り除けないことがあります。第二次疾病利得というのは、その症状によってもたらされる利益のことです。これは無意識に働くメカニズムで、本人は気づいていません。自分の症状と生活上のほかの出来事との関係を意識的には理解していないということです。ローラの第二次疾病利得は明らかです。わたしはローラに、まず自分の弁護士に相談し、それからたぶん心理療法士にも相談したほうがいいでしょうといいました。そして、離婚が確定すれば、また運転できるようになることを請け合いました。まずないとは思いますが、万一幹線道路を再び運転することができるようにならなかった場合は、簡単なタッピングをするだけで必ずできるようになるでしょう。

恐怖症をもちつづけることによって無意識の利益を受けているのではないかと思うなら、以下のような文を使ってタッピングをしてください。

たとえ「　　　　　　」を恐がるのをやめたくないとしても、わたしはだいじょうぶ。

ときには、これが功を奏します。上記のローラなら、センテンスは以下のようになるでしょう。

「たとえ〈幹線道路の運転を恐がるのをやめたくない〉としても、わたしはだいじょうぶ」

「たとえ恐怖を感じていても、幸せにはなれますよ」――わたしは自分のクライアントにはこういうことにしています。恐怖症の症状が出たときには、恐がっているそれがなかったら、自分はいつも平静で自信に満ちているのだということを思い出すと役立ちます。

飛ぶのが恐い

飛行機恐怖症で苦しんでいる人はたくさんいます。この恐怖症はしばしば、家族行事や仕事の都合で決定を強いられて初めて、実際に生活に影響を及ぼします。女優のモーリーン・ステイプルトンはけっして飛行機に乗ろうとせず、大陸横断鉄道を頼りに、ニューヨークの舞台とハリウッド映画で見事に大活躍しました。

あなたはどうですか？　わたしのクライアントだったリタと同じですか？

愛情あふれる妻であり母であるリタは、子供たちが小さいうちは、家族そろっての休暇は地元で過ごすべきだといいはって飛行機に乗るのを避けつづけました。子供たちが成長するにつれて家族旅行の行き先は遠くなり、ドライブの距離はどんどん伸びていきました。妻を愛する夫は、飛行機を使う旅行を避けたいという妻の要求を理解し、受け入れていました。リタは自分の恐怖について考えることはめったになく、いい人生を送っていました。しかし、息子のエリックがローリーに出会ってから何もかもが一変しました。ローリーはエリックを愛し、エリックはローリーを愛しました。ふたりは結婚したいと思いました。リタはエリックを愛していました。リタはローリーも好きでした。でも、結婚式の計画が進むにつれ、リタはこの世界から消えてしまいたくなりました。リタとその家族はニュージャージーに住んでいましたが、ローリーはラスベガスの出身で、彼女の親族——両親、三人のきょうだいはもちろん、いとこ、おじ、おば、祖父母——は全員ラスベガスに住んでいました。挙式はラスベガスで行なわれることになるでしょう。エリックとローリーが婚約したと知らせてきてから、リタはたえず不安に襲われていました。ふたりにお金をやって駆け落ちでもさせたいくらいでした。とうとう切羽詰ったリタはわたしのところにやって来ました。

飛行機恐怖症は単純な恐怖症です。催眠にもよく反応しますが、タッピングにもよく反応します。「たとえ〈飛行機で飛ぶのが恐い〉としても、わたしは自分を受け入れます」というセンテンスがリタには役立ちましたが、これはあなたにも役立つはずです（恐怖症の治療では、たいてい、「**わたしは自分を受け入れます**」のほうが「**わたしはだいじょうぶ**」よりも効果があります）。

これはふつう、魔法のようによく効きます。効かない場合は、たぶん「F」に達していなかったからでしょう。必ず本当に動揺するくらいまで自分の恐怖について考えながら、もう一度試してみてください。感情が強烈になっているとき、心身は変化を柔軟に受け入れます。タッピングはその変化を起こす方法なのです。タッピングのあと、リタは飛行機に乗るのを恐がらなくなり、ラスベガスでの挙式を心待ちにするようになりました。
わたしの体験と、一部のタッピング先駆者の体験からいうのですが、タッピング・スポットのなかには、とりわけ恐怖症に効果のあるスポットがいくつかあります。たいていの人によく効くスポットは以下の四つです。

目の下スポット
鎖骨スポット
わきの下スポット
Vスポット

いつものように、まず空手スポットをタッピングしながらセンテンスを二回いい、次に誓いスポットをさすりながら再びセンテンスを二回いいます。最後は、再び空手スポットをタッピングして締めくくってもいいでしょう。
もちろん、上記のスポットのみに限定する必要はなく、全スポットを順にタッピングしてもかまいません。ただし、上記の四スポットを使うタッピングなら、二～三回繰り返すだけで恐怖症を取り除けるはずです。もし完璧に「A」にならない場合は、以下を追加することも考えてください。

眉がしらスポット

恐怖症　ホット　スポット

恐怖症はタッピングであっという間に治ってしまうことがあります。

目の下スポット
鎖骨スポット
わきの下スポット
Vスポット

をひととおりタッピングしたら、もう一度これを繰り返します。

眉がしらスポット
眉じりスポット
小指スポット

にもタッピングしなくてはならないこともあります。
タッピングしている間は、自分の恐怖について考えてください。

眉じりスポット
小指スポット

あなたはもう気楽に飛行機に乗れるようになりましたから、今度は回りの乗客に注目してみましょう。きっとタッピングしている人が見つかるはずです。ターミナルには、椅子に座って何気なく頬杖をつき、目の下をタッピングしている人が必ずいます。さらに、離陸時と着陸時には、鎖骨をタッピングする人、Ｖスポットをタッピングする人が見つかっています。

成功

自分の恐怖について考え、心から以下のようにいえるようになったとき、その恐怖は完全に取り除かれたことがわかります。

- □ **あれは別に大騒ぎするようなことではない。**
- □ **あれは自分でうまく対処できる。**
- □ **あのことで不安になることはもうない。**

自分自身を採点して成績表をつけると、常に「Ａ」になるはずです。

八人にひとりは恐怖症に苦しんでいるといいますが、もしあなたがそのひとりなら、もう苦しまないでください。あなたの恐怖はタッピングで取り除くことができます。恐怖症は消え、元気に暮らせるようになります。万一消えずに残った場合には、疑似体験療法を取り入れている従来のメンタルヘルスの医師やセラピストに相談してください。やがて恐怖症から解放されるときが来ます。成功を祈ります。

まとめ　お忘れなく

恐怖症は治療可能です。通常はタッピングでうまく治療できます。効果が現れない場合には、疑似体験療法（暴露療法）を取り入れている従来の心理学者に相談してください。疑似体験療法は、長年かけて有効性が実証されているセラピーです。あなたは恐怖症から解放されるべきです。

5 仕事でも、仕事以外でも

タッピングのテクニックを身につけておくと、日常生活で生じた油断ならない状況をうまく切り抜けるのに役立ちます。どんな状況に陥っても、心を穏やかに保ち、冷静でいられます。

仕事でタッピングを活用する

ときには、仕事の出来に心理状態が反映されることがあります。何をどうすべきかをよく承知しているにもかかわらず、手をつけたことをやり遂げられない場合がありますが、それに気づいたことがありますか？　それはたいてい、未解決の感情の問題に心が掛かりきりになっているからです。無意識のうちにエネルギーを使い果たしていて、手元のプランの実行に回す分がなくなっているのです。そんなときはタッピングが力になります。

作家スーザンがぶつかった壁

スーザンはパニック状態でわたしに電話をかけてきました。執筆中の小説が第四章から少しも進まなくなってしまったようです。出版社が待っていました。エージェントが待っていました。編集者が待っていました。「パソコンの前に何時間も座っているのに、言葉がひとつも浮かんできません。まったく先に進めません」と彼女はいいました。壁にぶつかったのです。それでいて、彼女は必死でした。未払いの請求書が急速に溜まってきていたからです。

そこで、**「たとえ〈創造力にも想像力にも欠けている〉としても、わたしはだいじょうぶ」**というセンテンスを作りました。

これはまったく役に立ちませんでした。

わたしたちはしばらく話をし、次に**「たとえ〈小さなマンションに閉じ込められ、ひとりきりだ〉としても、わたしはだいじょうぶ」**というセンテンスを思いつきました。それでも変化はありません。「D」は動きません。さらにもう少し話をすると、スーザンは、「今書いている小説が前作ほど売れないかもしれないと思うと、書くのが恐い」といいました。これで道が開けました。新しいセンテンスは、**「たとえ〈完全主義者だとしても、わたしは書きつづけることができる〉し、きっとだいじょうぶ」**です。

スーザンのキーワードは**「完全主義者」**でした。このキーワードをいいながら全スポットを順に叩いていき、これを二～三度繰り返すと、評点は「A」になりました。わたしからは、毎朝タッピングしてから書斎に入るようにとアドバイスしました。その後数ヶ月、連絡がありませんでしたが、ある日、出版記念パーティへの招待状が届きました。

あなたは完全主義者ですか？

ある仕事をなかなか仕上げられないとか、その仕事に取りかかることさえできないといった場合、自分自身に多くを期待しすぎているということはありませんか？　自分は完璧でなくてはならないと思っていませんか？　非の打ちどころのない結果を出さなくてはならないと思ったら、たいていの人はそれに取りかかる気になれません。人間はまちがいを犯すものです。必要に応じて自分の完全主義にタッピングを行ない、自分の人間らしさを認めてあげましょう。センテンスは、自分にぴったりのものをたぶん見つけられると思いますが、どうもうまく始められないという場合は、**「たとえ〈完全でない〉としても、わたしは自分を受け入れます」**を使ってみてください。

生の声　マーク

ぼくはもう仕事の締め切りなんか恐くありません。会議には、事前にしっかり準備して出ていきます。タイムリミットが近づいて緊張しそうだなと思うと、全スポットのタッピングを二回して、

「たとえ〈ノロい〉としても、それでもぼくはうまくやれる」というんです。どうしてこれが役立つのかはわかりませんが、いつも助けられています。実のところ、タッピングした直後に仕事に取りかかると、すごく成果が上がって、全然ノロくなくなるんです。ほんとに不思議だ。

自信　ホット　スポット

自信をもてるようになる即効薬が必要ですか？
では、親指以外の四本の指で

口ひげスポット

をタッピングしてください。
そうすれば、世間に挑む覚悟ができた気分になれます。

エリックと医師

エリックは三〇歳の理学療法士で、病院での仕事に関して問題を抱えていました。患者たちとはうまくやっていました。リハビリテーションの仕方はわかっていたし、患者にやる気を起こさせる方法もわかっていました。しかし、自分の患者たちの経過を医師に報告する段になると、困ったことになります。医師と向き合うと、口ごもり、赤くなり、はっきり話せなくなるのです。二年ほど心理療法を受け、医師と向き合ったときなぜそういう意識状態になるのかを把握するにはしましたが、挙動はいっこうに変わりません。結局、この洞察では不充分だと判断して、エリックはわたしのところにやって来ました。彼は、**「たとえ〈医師のせいで動揺〉しても、わたしはだいじょうぶ」**というセンテンスでタッピングをしました。

評点は「D」から「B」まで行きました。「A」に到達できなかったので、少し話をしました。エリックは自分には口ひげスポットが一番効果的なようだといい、全スポットを順にタッピングする前後に口ひげスポットを三〇秒ほど叩きました。これが功を奏しました。ひと月半ほどして同僚のひとりが、いったいどんな精神安定剤を飲んでいるのか教えてくれといってきたそうです。同僚はエリックの落ち着きがうらやましかったのです。

もし職場でのコミュニケーションに問題を抱えていたら、相手に近づく前に一分間タッピングしてはどうでしょう。一分も時間が取れないときには、何秒でもいいので、できるだけ長く口ひげスポットを叩いてください。

エミリーと患者

エミリーはあるクリニックに勤務し、肩の大手術をした患者たちに作業療法を行なっていました。医師たちとのコミュニケーションもうまく取る優れた臨床家である彼女にも問題がありました。患者がやめてほしいと懇願《こんがん》したとき強い気持ちをもちつづけられないのです。肩のリハビリテーションは痛みを伴いますが、なくてはならないものです。勤務中に涙がこぼれそうになることがしょっちゅうあり、心から愛しているこの仕事に留まるにはもっと強くならなくてはいけないと実感していました。わたしたちは、**「たとえ〈患者が痛がっているのを見るのはつらい〉としても、わたしはだいじょうぶ」**というセンテンスを作りました。

これで、すぐにいい結果が出ました。エミリーは全スポットのタッピングを三回繰り返し、毎回、最初と最後には空手スポットを叩きました。

もっと勇気を出さなくてはという状況になったら、すべてのスポットを順にタッピングしてみてください。どこかひとつのスポットがとくに有用なら、そこにもどってタッピングを繰り返しましょう。

仕事で苛立つことが皆無だとしたら、仕事をしているとはいえない。——マルコム・フォーブズ

売り込み電話

フランクは、アプローチされるのをいやがっている人にアプローチしなくてはなりません。保険外交員として、相手のためになると信じる保険を売るのが彼の仕事です。こちらから積極的に働きかけ、会う約束を取りつけます。いったん顧客となる可能性のある相手に会いに出かければ、通常、相手はフランクの配慮と技量に感謝し、その保険を購入するといってくれます。しかし、最初の予約を取りつけるためには、まず電話をかけなくてはなりません。フランクはわたしに訴えました。

「この電話をかけるのに、ときどきひどく緊張するんです。それで、仕事に取りかかるどころか、しなくてはと思うことを次から次へと見つけてしまいます。シカゴの妹にeメールを送らなくちゃとか、冷蔵庫の掃除をしなくちゃとか、あるときなど、実に高校時代の詩集を引っ張り出してきて、これを読まなくちゃと思ったり……。どうしてぼくはアポを取れないんでしょう?」

わたしたちは話し合い、ふたつ三つ試してみることにしました。たぶんフランクは断られたくないのでしょう。売り込み電話をかけても、電話に応じた人の大半は「ノー」と答えるのが現実です。ぶしつけなヤツだと思われるのがいやなのかもしれません。でも、顧客になる可能性のある相手とはいえ、電話をかければ、その人の手を止めるのは事実です。あとひとつ、ひょっとしたら、特定の保険証券についてあれこれ質問されても答えられないのかもしれません。

電話の前に座り、勧誘リストを取り出し、いざ仕事を始めようとすることについてどう感じているかを採点してもらうと、フランクは「D」だといいました。つづいて各センテンスについても採点してもらいました。彼の使ったセンテンスは、**「たとえ〈断られる〉としても、わたしはだいじょうぶ」**（評点「F」）、**「たとえ〈自分のことをぶしつけだと思う人がいる〉としても、わたしはだいじょうぶ」**（評点「D」）、**「たとえ〈すべての保険についてすべてを知らない〉としても、わたしはだいじょうぶ」**（評点「Dマイナス」）の三つです。

フランクはまず最初のセンテンスを使って、全スポットを順に叩いていきました。空手スポットをタッピングし、誓いスポットをさすする間はセンテンスをいい、その他のスポットをタッピングするときは、キーワードとして選んだ**「断られる」**をいいました。ひととおり終わると、評点は「B」まで進み、二度目が終わると、「Aマイナス」まで行ったとのことでした。

そこで、最初のセンテンスについてはそのままにし、第二のセンテンスに移りました。フランクはこのときのキーワードを**「ぶしつけ」**にし、第三のセンテンスのキーワードは**「賢明」**を選びました。その結果、第二のセンテンスではあっという間に「A」になりましたが、第三のセンテンスでは、「B」で止まってしまいました。フランクは、ずっと気分がよくなったし、たぶん問題なく仕事に取り組めると思うといいました。でも、わたしは、保険の知識に関するセンテンスをもうひとつ考えてみましょうと提案しました。そうすることが必要だと考えたのは、彼がキーワードに賢

明を選んだからです。保険の内容に通じていないことのほかにも何かありそうに思えたのです。わたしは、**「たとえ〈顧客の質問に立ち往生することがある〉としても、わたしはきっとうまくやる」**というセンテンスでタッピングすることを勧めました。

ビンゴ！

すぐさま「A」になりました。わたしはこれを強化するために、賢明な人はどこをどう探せば正解を得られるかを知っているものだと指摘しました。フランクはこれを気に入り、**「たとえ〈回答を全部は知らない〉としても、回答の見つけ方はわかっている」**というセンテンスでタッピングしてもいいかと訊ねました。

フランクはこの最後のセンテンスによっておおいに力づけられ、すぐにも電話をかけたがりました。センテンスを作るときは、自分の必要に応じて文の後半を工夫してください。「わたしはだいじょうぶ」だけではないほうがもっとよい結果が得られることもあります。

受診から約半年後、フランクにようすを訊ねると、もう自信はあるが、念のために毎日タッピングをつづけているとのことでした。治癒後はタッピングをつづける必要はありませんが、つづけたからといってなんら不都合はありません。数分もかかりませんし、それでいっそう安心できるなら、どうぞつづけてください。

元世界ヘビー級王者であるボクサーのモハメド・アリは常に豪語していた。彼のスローガンは「おれは最高」だった。そのくらいの自信家だったから、あるときゴルフの腕前を訊ねられると、こう答えた。「おれが一番さ。といっても、まだプレイしたことはないが」

仕事以外でもタッピングを活用する

ロビンは高校生で、最高学年の発表会でダンスをすることになっていました。リハーサルでの出来は、イマイチだったり最高だったりで、バラつきがあります。常に最高のダンスができるよう力を貸してほしいといってきました。彼女が求めているのは、**ピーク・パフォーマンス**です。

ピーク・パフォーマンス

ダンスであれ、スポーツであれ、楽器の演奏であれ、自分がベストを尽くしているときというのはわかるものです。体がただもう自動的に前に進んでいるという感じがします。流れに乗って完全に集中している状態で、そういうときにはピーク・パフォーマンスが生まれています。ピーク・パフォーマンスの間は敏感になりますが、落ち着いていて自信にあふれてもいます。自分のしていることに完全に没頭し、楽しんでいます。

二段階のステップを踏み、ピーク・パフォーマンスを達成する準備をしましょう。

ステップ❶

まずタッピングします。このとき使うセンテンスは、自分にもっともふさわしいものであれば、なんでもかまいません。ロビンの場合は、**「たとえ〈常に最高のダンスが踊れるとはかぎらない〉としても、わたしはだいじょうぶ」**が効果を発揮しました。自分のセンテンスを作るときには、思い切って**〈常に最高とはかぎらないかもしれない〉**より踏み込んだ言い方もしてみましょう。たとえば、**「たとえ〈うまく踊れない〉としても、わたしはだいじょうぶ」**、**「たとえ〈へたくそにしか踊れない〉としても、わたしはだいじょうぶ」**というようにもできます。

センテンスの後半は、**「わたしは自分を受け入れます」**と締めくくってもかまいません。

ロビンにもっとも効果が上がったタッピング・スポットは、演技者や運動選手にはたいていよく効く部位で、眉がしらスポット、眉じりスポット、目の下スポット、Ｖスポットです。

ステップ❷

タッピングのあとは、メンタル・リハーサルを行なうといっそう効果が上がります。メンタル・リハーサルとは、自分が目標を達成するようすを視覚化することです。ロビンは自分が講堂の舞台に立ち、そこで完璧に踊っているところを想像しました。心のなかで音楽を聴き、他のダンサーたちを眺め、自分自身を見つめ、観衆も視覚化しました。メンタル・リハーサルを行なうときは、五感をすべて動員します。その場全体を見わたし、雰囲気を感じ取ります。暑いですか？　涼しいですか？　そよ風は吹いていますか？　風通しの悪い部屋にいますか？　騒音も含めてすべての音を聞き、あらゆる匂いを感じ取りましょう。

アメリカンフットボール・チーム「ニューヨーク・ジェッツ」の元トレーナー、ボブ・リースはこういっています。「視覚化したら実現するという保証はどこにもありません。でも、視覚化しなければ、絶対に起こりえないことは保証できます」

メンタル・リハーサル中に働いている心的プロセスは、実際、体に影響を与えます。なんらかの活動をしている自分を真剣に視覚化すると、実際にその動きをするとき活性化する筋肉群に微細な変化が生じるのです。視覚化で学習した動きは実際に行なって学習した動きよりもよく記憶に留まるという研究結果もあります。視覚化は今日、スポーツチームのトレーニングのひとつとして定着しています。

タッピングして視覚化してください。そうすれば、ピーク・パフォーマンスに向かって進んでいくことができます。

チーム・スポーツ

もしゲームを控えて緊張状態にあり、自信をもちたいと思うなら、グラウンドへ出ていく前にタッピングしてみてはどうでしょう。「**たとえ〈緊張している〉としても、わたしはだいじょうぶ**」、「**たとえ〈緊張している〉としても、わたしはすばらしいプレーヤー**」などのセンテンスをいいながら（プライバシーがない場合は心のなかでいいながら）、全スポットをひととおりざっとタッピングしましょう。
キーワードは、**ゲーム**、**野球**、**チーム**などを使います。

人との交流の場で

他者のせいで動揺するということもあるでしょう。でも、あなたはもうタッピングのやりかたを知っていますから、否定的な感情はあっという間に消すことができます。以下に、人との交流の場でトラブルに陥ったクライアントを紹介します。自分と同じだと思う例があるかもしれません。

生の声　ジョゼフ

初対面の人との交流の場へ出かけるとき、つまり、おわかりでしょう、飲み屋に行くときってことですが、家を出る前にぼくはタッピングをします。鏡の前に立って全スポットをタッピングしながら、「たとえ〈内気だとしても、ぼくはみんなにとても好感をもってもらえる〉というんです。これさえしておけば、もうだいじょうぶ、うまくやれます。自分が相変わらず内気かどうかはっきりしませんが、でも、今もまだそういってタッピングしています。

ピーク・パフォーマンス　ホット　スポット

ピーク・パフォーマンスを達成するには、

眉がしらスポット
眉じりスポット
目の下スポット
Vスポット

を順にタッピングし、もう一度これを繰り返します。

つづいてメンタル・リハーサルをしてください。これで準備は整いました。

赤面

デブラは三五歳の旅客機パイロットで、たえず赤面するのをなんとかできないかと相談にやって来ました。彼女は、普通の会話でも——知らない人との会話はもちろん、知人との会話でも——頻《ひん》繁《ぱん》に自分の顔が赤らむのを感じていて、実際真っ赤になっているのもわかっているとこぼしました。

全タッピング・スポットを順にひととおりタッピングし、さらに二回繰り返すと、通常の会話で人に話をすることについての評点は「F」から「D」になりました。あまり効果が出ていません。そこで、最初の赤面の原因になったきまりの悪い思いを思い出せるかどうかを訊ねました。彼女はいつどこでそれが起こったかを正確に憶えていました。まだ子供だったころにある誤解が生じ、小さいけれど無実の罪を着せられたことがありました。疑いはすぐに晴れましたが、恥ずかしいという強い思いは残りました。今もなお、自分のことを充分に理解してもらっていないのではないかという気持ちが生じると、必ず顔が赤くなるのです。自分の行為や言葉は誤解されているに違いないと思うと赤面するのです。

デブラはどんなセンテンスを使ってタッピングしたらいいでしょうか？　何かよいセンテンスを思いつきますか？　デブラはふたつ考えつきました。**「たとえ〈赤面する〉としても、わたしはだいじょうぶ」**と、**「たとえ〈まちがって責められた〉としても、わたしは自分を受け入れます」**のふたつです。

わたしたちはまず、いつもどおり最初のふたつのスポット——空手スポットと誓いスポット——から始めました。それから、全スポットを順にタッピングしました。その段階で評点は「B」になったそうです。口ひげスポットと鎖骨スポット、小指スポット、Vスポットをタッピングしたとき、とくに気持ちが軽くなったとのこと。これらは、それぞれ二度ずつタッピングした部位です。最後に締めとして空手スポットをタッピングすると、「A」に到達しました。

きまりが悪いとか恥ずかしいとかいった気持ちの問題と取り組む必要があるときは、まずは上記の四つのスポットをタッピングしてみてください。たぶんほかのスポットはタッピングしなくても問題は解決するでしょう。

低い自尊感情

あなたは自分を力不足だと感じていますか? 自分には幸せになる資格がないと思っていますか? 性格のせいでなかなか人と交われずにいますか? こんな自分が成功するはずがないと思っていますか? 自己不信でいっぱいになっていますか?

タッピングを使ってこのような誤った思い込みを克服する前に、あなたが自分自身について思っていることが正確かどうかをまずチェックしてください。仮に、多くの人の証言から、あなたはたしかに力不足だと確認できたり、今の道をそのまま進んだらけっして幸せにはなれないし、計画は実現するはずがないと誰もが信じていたりするなら、どうか自信をつけるためのタッピングはしようと思わないでください。代わりに、何か新しいスキルを学び、新しい行動の仕方についてアドバイスを求めてください。現状では力不足のその分野のスピードについていけるよう指導してもらう必要があります。しかし、自分は人生の落伍者《らくごしゃ》だと信じているのがあなたひとりだけだとしたら、今はまさに、その低い自己評価を克服するときです。

通常、最初に低い自己評価が生まれるのは、まちがった情報が子供に与えられたときです。あなたはかつてその子供であり、そのまちがった情報を吸収し、それを自己認識のなかに組み入れてしまったのです。否定的な情報はべたべたしてしつこく、何年も何年もあなたにくっついたまま、生きていくうえでさまざまな選択をするときにあなたをまちがった方向に導いてきた可能性があります。

クライアントの低い自己評価の源をたどってみると、親がふともらしたひと言に行き着いたということが一度ならずあります。子供は親のコメントを真に受け、何十年もの間それらに執着しつづけます。ある男性は父親から「おまえはどもりだ」といわれましたが、後年になってそうでないことがわかりました。彼はごく普通の子供の話し方をしていただけで、それを父親が異常だと考えたのでした。にもかかわらず、青年はクラスで意見をいうのをやめてしまい、ロースクールへの奨学金を辞退し、二四歳になって実際に起きていることを理解するまで、口を開いてばかにされるのが恐くてデートもしませんでした（ちなみに、彼はなんの問題もなくしゃべれます）。

人からいわれた的はずれなコメントが自己認識の一部を形成しているとしても、運がよければ、あなたもそれを見つけ出すことができるでしょう。そのセンテンスが頭に浮かんだら、おしまいに

「今は本当のことがわかっている」を足し、とにかくタッピングしてください。センテンスはたとえば、「たとえ〈母さんに『あなたは醜い』といわれた〉としても、今は本当のことがわかっている」といったものになります。

恥ずかしさ　ホットスポット

きまりが悪いですか？　恥ずかしいですか？

多くの人が

口ひげスポット
鎖骨スポット
小指スポット
Vスポット

をタッピングしてうまく処理しています。

ありがたいことに、そうした誤った認識はタッピングで消し去ることができます。それらを消してしまえば、のびのびと健全な生活を送り、自分自身に好感をもてるようになります。始める前に、自分の感情を「A」から「F」の間で採点してください。「F」は、最悪の自己評価をしている状態です。「A」は、自分自身をおおいに尊重できる状態です。

子供時代の特定の瞬間を思い出せない場合は、自分が現在基準に達していないと感じている生活面について考えてください。そうした面はいくつかあるのが普通です。センテンスの後半は、**「わたしはだいじょうぶ」**を**「うまくやり遂げる力はある」**とか**「今は本当のことがわかっている」**に変えてかまいません。いくつか例を挙げましょう。

・たとえ〈自分にはそれだけの価値がない〉としても、うまくやり遂げる力はある、もしくは、たとえ〈これまで自分にはそれだけの価値がないと考えていた〉としても、今は本当のことがわかっている。
・たとえ〈自分には魅力がない〉としても、うまくやり遂げる力はある、もしくは、たとえ〈これまで自分には魅力がないと考えていた〉としても、今は本当のことがわかっている。
・たとえ〈自分は愚かだとしても、うまくやり遂げる力はある、もしくは、たとえ〈これまで自分は愚かだと考えていた〉としても、今は本当のことがわかっている。
・たとえ〈自分の存在は不興を買う〉としても、うまくやり遂げる力はある、もしくは、たとえ〈これまで自分の存在は不興を買うと考えていた〉としても、今は本当のことがわかっている。

・たとえ〈自分は人に好かれない〉としても、うまくやり遂げる力はある、もしくは、たとえ〈これまで自分は人に好かれないと考えていた〉としても、今は本当のことがわかっている。
・たとえ〈自分は悪い人間だ〉としても、うまくやり遂げる力はある、もしくは、たとえ〈これまで自分は悪い人間だと考えていた〉としても、今は本当のことがわかっている。
・たとえ〈自分は役立たずだ〉としても、うまくやり遂げる力はある、もしくは、たとえ〈これまで自分は役立たずだと考えていた〉としても、今は本当のことがわかっている。

タッピング・スポット一覧を利用し、まず空手スポットから始めて、次に誓いスポットをさすります。それがすんだら全スポットをタッピングします。キーワードは使っているセンテンスによって決まります。

「A」になったら、すぐにも世界に挑戦できるような気持ちになっているかどうかを自問してください。まだそういう気持ちになれなかったら、別のセンテンスを見つけてタッピングしましょう。それでもダメなら、さらに別のセンテンスを使います。そのようにして最終的に問題をすべて取り上げたあかつきには、自分の性格に誤って張りついていた正しくない情報から解放されます。自分を制限する自己評価がなくなり、ほかの誰とも同等の立場に立つことになります。自己評価に関する問題を片づけるには、口ひげスポットがとくに有用だという人が数多くいます。あなたも試してみて、あなた自身にとってもほかのスポットよりも効果があるかどうかを確認してください。あるいは、たいていの場合、あなたは自信に満ちあふれているかもしれません。でも、後押しが必要な状況もあるはずです。そんなときは、口ひげスポットをさりげなくタッピングすることで対処できるでしょう。

不安

あなたは神経質なタイプですか？　家族のなかで、何かにつけてみんなの心配をするのはあなたですか？　あまりに緊張して、人との交流の場で困ることがありますか？　**「平静な」**と**「リラックスした」**は、あなたにはめったに当てはまらない言い回しですか？

もしそうなら、あなたはついています。不安の症状はタッピングで完全に取り除くことができるからです。これが事実であることは、クライアントにタッピングを使っている治療者のほとんどが知っていますし、これを支持する確固たる科学的データもいくらかあります。

南米で行なわれたある調査研究では、その一部として、不安に苦しむ何万人という患者の長期治療にタッピングが使われました。この研究はホアキン・アンドラーデという医師がウルグアイとアルゼンチンの一一の治療センターで実施したもので、詳細な記録が取ってあり、目の醒めるような結果が出ています。アンドラーデ博士の三六人のセラピストは一四年間に二万九〇〇〇人の患者を治療しました。

一方、五〇〇〇人の患者を対象にしたある研究は以下のように行なわれました。不安の症状や過緊張を訴える患者が特定のクリニックや医療センターにやって来ると、タッピングを使う治療者か、心理療法を使い、必要に応じて薬も処方する認知行動療法のセラピストのいずれかのもとに必ず送りました。患者たちは「恐怖」「別離の不安」「ＰＴＳＤ」「パニック」「全般性の緊張」に苦しんでいました。

ストレス2　ホットスポット

すばやくストレスを軽減するには、

眉がしらスポット
目の下スポット
わきの下スポット
鎖骨スポット

を順にタッピングし、それを繰り返します。

恐怖は、現在の何事かについての考えであり、不安は通常、未来の何事かに対する恐れです。熊が今まさにこちらに向かってきたら恐怖を感じます。自分が今ハイキングをしている森で熊が仕留められたことがあると聞いたら不安になります。

評価者チームは、さまざまな治療段階にあるこれらの患者ひとりひとりに面接を行ない、さらに治療終了後にも数回面接を行ないました。評価者たちは自分の担当患者がタッピングを使ったのか従来のセラピーを受けたのかを知らされていません。治療終了後の結果は以下のとおりです。

心理療法を受けた患者

六三パーセントが改善した。
五一パーセントが症状から完全に解放された。
一五回のセッションで結果が出た。
薬剤服用者の五〇パーセントに副作用が出た。

タッピングを使った患者

九〇パーセントが改善した。
七六パーセントが症状から完全に解放された。
三回のセッションで結果が出た。

薬剤は使っていないため、副作用は起きようがない。

別の研究では、全般性不安障害（GAD）で治療を受けていた六四人の患者のうち、三〇人に抗不安剤が処方され、三四人に薬剤ではなくタッピングが用いられ、前者では七〇パーセントが改善し、後者では七八パーセントが改善しました。この研究でも、薬剤を使った患者の半数に厄介な副作用が出ました。治療手順には、全スポットをタッピングしたとありました。

さあ、これで、タッピングが緊張や不安、パニック反応にも役立つことがわかりました。心を鎮め、ストレスを抑制するには、空手スポット、誓いスポット（これは叩くのではなく、さする）、全スポットの順にタッピングし、最後に再び空手スポットを叩くことをお勧めします。

それでもまだ不安が残るようなら、どのタッピング・スポットが自分にとってもっとも有用かを探し出しましょう。心身がリラックスしたのは、どのスポットをタッピングしていたときですか？　気持ちよく深呼吸したのは、どのスポットをタッピングしていたときですか？　わたしのクライアントには、眉がしらスポット、目の下スポット、わきの下スポット、鎖骨スポットを叩くと気持ちが落ち着くという人がいます。試してみてください。これらのスポットのなかで、あなたにもっとも大きな効果をもたらすのはどれかをチェックしましょう。たぶん二ヶ所、三ヶ所、あるいは四ヶ所を一定の順序でタッピングすると、あっという間に不安は消えるはずです。いろいろ試してみて、あなただけのストレス抑制法を見つけてください。前にも触れましたが、Ｖスポットも気持ちを落ち着かせるのに効果があります。

二重盲検試験

なぜ医学界は前段の実験によってタッピングの価値が証明されたと考えないのか、今あなたは不思議に思っているのではないでしょうか？　実は、なんらかの研究が本格的な科学的研究とみなされるには、きわめて厳しいプロトコルに従って行なわれなくてはなりません。前段の研究はたいへんよくできたものですが、アメリカの標準には合致していません。それに、二重盲検試験も行なわれていません。二重盲検試験が行なわれていれば、患者群の一部にはタッピングを用い、同群の別の一部にはタッピングと同じように見える（が、実際には異なる）方法を用いていたことでしょう。後者には実際に偽の治療を施します。そして、双方の結果を照合し、タッピングを受けた患者群が偽の治療を受けた対照群よりはるかによい改善結果を示した場合、タッピングによる介入の成功が明確になります。こうした二重盲検試験が行なわれていないと、タッピングで改善したのか、タッピングしようとしまいと改善する時期が来たから改善したのかを判断できないのです。

タッピングと鍼《はり》治療を比較した最近のある研究も、タッピングの促進には成功していますが、専門的評価を得るのには失敗しています。やはり、二重盲検試験が実施されていなかったためです。この研究では、医師がパニック障害の患者を治療しています。四〇人の患者は特定の鍼《はり》のツボをタッピングするよう指示され、三八人の患者は同じ部位のツボに本物の鍼《はり》治療を受けました。鍼《はり》治療を受けた患者群では、その半数が改善し、パニック反応はほとんどなくなりました。タッピングを行なった患者群では、その七八パーセントが改善し、やはりパニック反応はほとんどなくなりました。

最近では、本格的な二重盲検試験のおかげで、医師による膝の治療法が変わってきています。ある症状に関しては、長年、関節鏡視下手術を行なうのが当たり前でしたが、この治療ではよくなる患者もいれば、よくならない患者もいました。そこで二重盲検試験が実施され、一部の患者には実際に偽の手術を行ないました。これはヒューストンの復員軍人病院にて、膝に障害のある一八〇人の患者を対象に実施されました。結果は、高い評価を受けている医学誌『ニューイングランド医学雑誌』（二〇〇二年七月一一日号）に掲載されました。偽の手術を受けた患者群は手術室内で麻酔を打たれ、膝の周辺をつつかれました。残りの患者群は本当に手術を受けました。二年後、どの患者が本物の手術を受けたのかを誰も知らない状態で両群の評価を行なった結果、膝の機能が回復したとする患者の割合は両群とも同じだったことが明らかになりました。偽の手術を受けた患者群のなかにも、本物の手術を受けた患者群のなかにも、同じくらいの割合で、まだ痛みが残っている患者、立ち上がって走り始める患者がいました。二重盲検試験によって、関節鏡視下手術が必ずしも役立っていないことが証明されたわけです。手術をしなくても、時間が経過し、エクササイズをすれば、膝はよくなるかもしれないということです。

不安の治療について、仮に二重盲検試験の結果、タッピングを使って回復した人の数と使わないで回復した人の数が同じだという理由で、タッピングにはなんの効果もないとされたら、わざわざタッピングをする人はいなくなるでしょうか？　わたしはそうは思いません。タッピングをするのに、高給取りの外科医や看護師の世話になる必要はありません。タッピングは病院とも、麻酔とも、手術に伴うあらゆる危険や犠牲とも無縁です。タッピングはいつでも使えます。リビングルームに座り、たかだか五分にも満たない時間、自分自身をトントンと叩くだけでいいのです。難しいことはいっさいありません。べらぼうに高いプラクティショナーに頼んだりしないで自分でやるかぎり、あるいは、どんなにタッピングを繰り返してもなんの改善も見られないケースでないかぎり、マイナス面も皆無です。後者のケースは、医師に診てもらわなくてはなりません。

全般性不安障害

全般性不安障害（GAD）は医学的な問題だとされています。GADの徴候は以下のとおりです。

・やたら心配する。
・心配になる気持ちをコントロールできない。
・心配ばかりしていて日常生活に支障が出る。
・以下の症状のうち、少なくとも三つを伴ってもいる。怒りっぽい、筋肉の緊張、睡眠障害、集中できない、疲労、落ち着かない。

これでGADだと自己診断がついたとしたら、あなたはたぶん以前から四六時中ピリピリしていたことでしょう。この症状は両親もしくは祖父母のいずれかから遺伝的に受け継いだものです。ストレスが加わると、症状はおおかた悪化します。

さて、あなたの症状に名前がつきましたから、今度はそれを治しましょう。タッピングでうまくいくかもしれません。毎日タッピングしてください。さまざまな状況についてタッピングします。たとえば、これから外出するというとき、タッピングします。いろいろな考えが浮かんできて落ち着かないとき、タッピングします。そのようにして一週間タッピングをつづけると、目を見張るような結果が得られるはずです。そうならなかった場合は、医師に診てもらってください。苦しまなくてはならない理由はありません。GADは治療可能な病気です。

心配性なら、タッピングのあと気分がよくなるでしょう。タッピングは、全スポットを順に叩いていく完全版で行ない、また、心に浮かんでくる心配のひとつひとつについて行ないます。最初は、以下に紹介するナディーンのように、毎日何度も繰り返さないといけないかもしれません。それでかまいません。ほどなく心配は小さくなっていき、タッピングの回数も減っていきます。数多くのGAD患者が、最初は全スポットを、そのうちに目の下スポット、鎖骨スポット、わきの下スポットだけをタッピングすることで救われています。お試しください。

――ナディーン

ナディーンは名前をいうや、自分は母親そっくりだ、どうしようもなく心配性だといいました。

朝、目が醒めると、次々に心配事が浮かんできます。子供たちをきちんと登校させられるかしら？　夫のためにコーヒーポットのコンセントは入れてあったかしら？　わたしのあのセーター、アイロンしないとだめかしら？　日中も心配事に事欠きません。夕飯は何にしたらいいかしら？　娘の宿題を見てやる時間がなかったらどうしよう？　息子の算数のテスト、できが悪かったらどうしよう？　来週のお祝いのことで義妹が寄こす電話に出られなかったらどうしよう？

ナディーンは小さな心配のひとつひとつにタッピングをしました。大きな心配のひとつひとつにもタッピングしました。わたしは彼女を励まし、心配になり始めるたびにタッピングするようにいいました。彼女が一日にしたタッピングは数知れません。

でも、六日後には、タッピングが必要になる心配事が減ったと電話で報告がありました。二週間後には再来院し、日中に心配になることは本当に少なくなったといいました。今は夜だけあれこれ心配になるとのこと。これはたしかに改善ですが、充分ではありません。

わたしはナディーンに心配事の記録をつけるようにいいました。落ち着いていられなくなるような考えが心に浮かぶたびに、それを書きとめ、その数が二〇になったら、タッピングを始めるように指示しました。彼女は毎日、二〇の心配事のなかのひとつについてタッピングしました。その三週間後、リストにあったどの心配事にも動揺しなくなりました。ナディーンがよく使ったセンテンスは、**「たとえ〈娘が下校時にけがをするのではないかと心配になる〉としても、わたしはきっとだいじょうぶ」**です。

もしあなたもナディーンのようだとしたら、できるだけ頻繁《ひんぱん》にタッピングしてください。気持ちが落ち着きますし、すぐに心配事の数が減っていき、タッピングが必要な心配事の数も減っていきます。ナディーンのケースでは、わたしは何度も彼女に電話をかけ、注意深くチェックしました。改善が見られなければ、当然医師のもとに送っていました。GADは厄介な病気で、それで苦しんでいいわけがありません。取り除くことができますし、取り除くべきです。

不安・強迫　ホットスポット

全般性不安障害（GAD）および強迫性障害（OCD）には、

目の下スポット
鎖骨スポット
わきの下スポット

へのタッピングがよく役立ちます。

強迫性障害

心配が高じると、それらが頭から離れなくなりますか？　そういう状態になって、強迫性障害（OCD）に苦しむ人もいます。もしOCDで、強迫観念がとくに顕著《けんちょ》なら、なんらかの考えやイメージ、想像が頭のなかにしつこく居座り、それらを追い出せなくなります。衝動強迫がとくに顕著なら、なんらかの行動を何度も何度も繰り返さずにいられなくなります。たとえば、過剰な祈り、過剰な手洗い、過剰な数え上げ、過剰な確認などです。さらには、厳しいルールを設定して、それらを厳守しなくてはならないと信じていることもあります。生活に支障を来たすから従いたくないのに、たとえば、椅子に座るには、その椅子の周りを一三回まわってからでなくてはならない、ほかには誰ひとり気にしていない微生物から手の指を守るために手袋をしなくてはならない、たとえ恐ろしく時間がかかっても、私物はある一定の順序で並べなくてはならないといったルールを設定します。

OCDは論理的な説得には反応しませんが、薬剤やタッピングにはしばしば反応します。鎖骨スポット、目の下スポット、わきの下スポットがお勧めです。これら三つのスポットすべてを自分の好きな順序でタッピングしながら、**「たとえ［　　　　　　］しないではいられないと感じるとしても、わたしはだいじょうぶ」**、もしくは、**「たとえ［　　　　　　］しないではいられないと感じるとしても、わたしは自分が好き」**といってみてください。

あなたは独自の存在です。全スポットをタッピングしたときに、もっともよく反応するかもしれませんし、逆に、ほんの二～三ヶ所のタッピングのほうが効果が上がるかもしれません。どうか時間をかけて、いろいろ試してみてください。あなたのベスト・スポットがわかるはずです。

まとめ　お忘れなく

タッピングは日々あなたを助けてくれます。タッピングをすれば、これまでより楽に生きていくことができます。仕事でも、仕事以外のあれこれでも、ぜひタッピングしてみてください。心配なんて、どうしてもしなくてはならないことではありません。もし緊張や不安が遺伝子構造に組み込まれているとしたら、日々の生活に障害が生じ、人間関係に障害が生じ、エネルギー・レベルに障害が生じます。タッピングはあなたを解放してくれます。それに、なんといっても、自分へのタッピングは人のいるところでもできます。センテンス全体をいわなくても、キーワードだけいえばいいのです。気づく人はいません。

6 イライラ、怒り、罪悪感、その他の日々の感情

他者のすること、他者のいうことをコントロールできないというのは、まぎれもない悲しい現実です。でも、タッピングを使えば、**他者の言動に対する自分の反応はコントロールできます**。人生で何が起きようと、それに対する自分の反応をコントロールできるのです。

イライラ

タッピングは生活のなかのちょっとしたイライラによく効きます。どういう意味かおわかりですね？　たとえば朝の散歩で、自分は散歩道まで走って約束の時間に間に合わせたのに、仲間はまだ来ないというときに感じるイライラ、あるいは、年に一度の身体検査の結果を医師から聞くことになっているのに、待合室が満員だというときに感じる緊張のことです。上記のような場合にイライラするのはもっともですが、子供じみた振る舞いは慎みたいものです。自分の感情を分別でコント

ロールしたいものです。

全スポットを順にタッピングすることによって、あなたは苦しみから解放され、あなたの対処能力は高まります。でも、人によっては特定の状況で他のスポットより役立つと感じるスポットがあります。たとえば、イライラに対処し、忍耐力を強化したいときには、眉がしらスポット、眉じりスポット、目の下スポット、鎖骨スポットをタッピングしましょう。これらのスポットは、イライラする状況に直面したとき（自動車試験場で並んで待っているとき、電話中の店員に気づいてもらおうとしているとき、交通渋滞に巻き込まれてしまったとき、パーティで臨席に大声でしゃべりまくる人が座ったとき）、たいていの人がすぐに平静さを取りもどせるスポットです。

もっといいスポット――必ず気分を変え、リラックスさせてくれるスポット――に気づいたら、もちろんそれも追加して、タッピングしてください。自分のタッピングについて、難しく考える必要はありません。散歩道にいようと、主治医の待合室にいようと、少しくらいタッピングしたところで誰も気づきません。それぞれのスポットをほんの数秒ずつタッピングするだけで効果があるはずです。

タッピングしている間は、自分のイライラや怒りを思いっきり感じてください。その状態を「A」～「F」を使って採点しますが、この採点は単に、自分がどれだけ早く改善していくかを確実に知るためのものです。つづいて適切なセンテンスを声に出していいます。もし周囲に人がいるなら、心のなかでいうだけでかまいません。遅れている友人を待たなくてはならないためにイライラしているとしたら、センテンスは**「たとえ〈友人のせいで待たされる〉としても、わたしはだいじ**

ょうぶ」となります。キーワードは「**待たされる**」です。

主治医から血液検査の結果報告があるのを待つ間、緊張でカチカチになってしまったときは、「**たとえ〈主治医から聞かされることについて緊張している〉としても、わたしはだいじょうぶ**」というセンテンスでタッピングします。キーワードは「**主治医**」としてもいいでしょう。

上で提案したスポットは出発点として使いますが、自由にいろいろ試してみてください。ひょっとしたら提案したうちのひとつをタッピングするだけでイライラが減るかもしれません。あるいは、もうひとつ足したり、まったく違うスポットの組み合わせが見つかったりするかもしれません。これまでイライラの原因になっていた状況も簡単に我慢できる方法が見つかるでしょう。タッピングを終えたあと、気がついたら、「別にたいしたことじゃないわ。わたしは平気よ」などと思っているかもしれません。

他者のせいでしょっちゅう不愉快になりイライラする人は、医師の診察を受けたほうがいいかもしれません。イライラは診断されないままになっている疾病――たぶん、うつ病か甲状腺障害――によって生じることもありますし、睡眠不足で生じることもあるからです。なんの異常も見つからなければ、そのイライラはなんらかの出来事に対する反応だと判断できます。

あなたには選択権があることはおわかりですね。あなたはひとつの出来事に対して、いろいろなふうに反応できます。落ち着いた態度を取ることもできれば、「何もかもだいじょうぶ」、「何もかもきっとうまくいく」と自分に言い聞かせることもできます。「すべてよくなる」というメッセージを自分に送りながらタッピングしてもいいでしょう。タッピングすることで、そのメッセージはしっかり大脳に届けられます。試しに全タッピング・スポットを叩いてみてください。次に何かや誰かにイライラしそうになったとき、自分の感情をずっとコントロールしていられることに、あなた自身も周囲の人たちも驚くことでしょう。

怒り

あなたは今どんなことに腹を立てていますか？　あなたは専業主婦で、子供たちが四六時中あなたの関心を引こうとするため、すべきこととしてリストアップしてあることを何ひとつできないでいますか？　子供たちは台所をぐちゃぐちゃにしていますか？　子供たちは駄々《だだ》をこねていますか？　きょうだいげんかをしていますか？　家のなかでボール遊びはいけないといったばかりなのに、坊やが花びんを割ったところですか？　電話を独り占めしている娘が獣医からの大事なメッセージを伝え忘れたのですか？

あるいは、勤務先のボスがえこひいきをする人で、あなたはひいきされない側ですか？　チームを組んで仕事をしているのに、チームメイトたちは自分の分担まであなたにしてもらいたがっていますか？　それとも、あなたは友人の間で運転手役を期待されているだけの存在ですか？

もしイライラを通り越して、かんかんに怒っているとしたら、まさにタッピングすべきときです。わざわざ怒りを採点するまでもありません。心が鎮まれば、それはすぐにわかります。全スポットを順にタッピングしてもいいのですが、先にイライラ用に提案したスポット——眉がしらスポット、眉じりスポット、目の下スポット、鎖骨スポット——を使ってもかまいません。その場合は、鎖骨スポットのあとにわきの下スポットを追加し、全体を二度繰り返してください。センテンスは「**たとえ〈子供たちのせいでカーッとなっている〉としても、わたしはだいじょうぶ**」、キーワードは「**子供たち**」などです。

小指スポット、鎖骨スポット、Vスポット、小指スポット、鎖骨スポットという順にタッピングすると、怒りの感情があっという間に消えるという人もいます。これらのスポットをさまざまに組み合わせて、自分にぴったりの手順を見つけてください。最初と最後には、ぜひ空手スポットをタッピングしてください。もちろん、気が向いたらいつでも全スポットをタッピングしてかまいません。

激怒

イライラ、怒り、激怒は、それぞれ別のものです。大成功を収めた事業主バーンズ氏は激怒していました。

バーンズ　これまでは人生の重大問題もなんとかうまく処理してきました。最初の妻の死も、深刻な財政破綻もなんとか乗り越えました。でも、今はかつてないほど苦しんでいます。娘の結婚式以来、ひと晩だって熟睡できた夜はありません。のべつ幕なしに腹が立ちます。会社でも激しい怒りに襲われます。最近では、秘書がわたしのことを恐がるしまつです。胸に痛みがあったので心臓専門医に診てもらいました。検査の結果、心臓に異常はないが、重い不

イライラ　ホットスポット

あなたはすぐイライラしますか？　気難しいですか？　なかには、

誓いスポット

をさするだけでイライラを解消でき、タッピングをまったく必要としない人もいます。

試してみてください。誓いスポットをさすりながら、イライラの原因についてのセンテンスをいい、最後は、**それに、そんなのたいしたことじゃない**といって締めくくりましょう。

安があるといわれました。そんなこと、わかっています。でも、どうしようもないんです。

ロベルタ　何が原因で、そんなに動揺しているのですか？

バーンズ　娘です。あの子はばかだ。亭主は、あの子の信託資金目当てで結婚したんです。少しでも常識があればわかるはずなのに、あの子にはそれがわからない。必死で働いて学費を作り、一流の教育を受けさせたというのに、誰にもはっきりわかることが、あの子にはわからないんだ。

ロベルタ　じゃあ、ここで状況をはっきりさせましょう。本当の意味であなたの心を乱しているのはなんですか？　娘さんに夫を選ぶ目がないということですか？　娘さんがまちがいを犯すのを傍《はた》で見ているしかないという現実ですか？　お金の問題ですか？　自分の子供をコントロールできないということですか？

バーンズ　う〜ん、お金ではないと思います。娘のためならいつでも用意できますから。動揺するのは、あの子につけ込んでいるヤツがいて、そいつをあの子が愛していると思うからですね。

ロベルタ　親はときに自分の子供がまちがいを犯すのを眺めていなくてはならないこともあります。できることなら経験から学んでほしいものです。それに、まだまだ若いんですから、いくらでも変わることはできますし、克服していくこともできます。

バーンズ　頭ではそうわかっているんですがね、心がどうにもなりません。あの男の顔を見ると、動悸《どうき》が激しくなります。ぶちのめしたくなるのを必死でこらえているんです。

わたしはバーンズ氏を促し、娘さんとその夫についてどれだけ怒り狂っているかを考えるようにいいました。彼の赤くほてった顔を見れば、成績表には「F」がついていることがわかります。訊ねるまでもありませんでした。

わたしは氏に、「**たとえ〈義理の息子が大きらいだ〉としても、わたしはだいじょうぶ**」といい、全スポットを順にタッピングするよう指示しました。ほどなく彼はリラックスし、自分自身をコントロールできる状態になったようです。どのタッピング・スポットが彼にとって一番有用だったか訊ねると、小指スポット、眉がしらスポット、眉じりスポットだといいます。そこで、それらを再び数回ずつタッピングし、最後を空手スポットで締めくくってもらいました。セッションが終わって帰るとき、バーンズ氏はとてもいい気分だといい、娘もその夫も受け入れるといいましたが、家族みんなが集まるときには、だいじを取って事前にタッピングするよう勧めておきました。さらに、動悸が激しくなったり、顔がほてってきたりするのを感じたら、いつでも自分に効く順序でタッピングするようにともいっておきました。

本書の方法がすばらしいのは、自分の具体的な必要に応じて手順を考案でき、やりたいときにいつでもできるという点です。もし激怒したら、その原因になっている人や状況に立ち向かう直前にタッピングをして、平常心を失わないようにしましょう。全スポットをタッピングしてもいいし、小指スポット、眉がしらスポット、眉じりスポット、目の下スポット、鎖骨スポットを集中的にタッピングしてもいいでしょう。

罪悪感

メアリーはごく普通の会社員ですが、会社のなかでも、自宅の近所でも、「ペット・レディ」として有名です。どんなタイプかおわかりでしょう? 迷子は引き受け、野良には餌《えさ》を与えます。彼女のこうした親切に頼っているその類は数知れません。

ある日、メアリーはいとこを訪ねました。いとこの話では、飼い犬の調子がよくなく、獣医は腸の疾患ではないかと考えて、犬に食べ物を与えないよう家族に注意したとのことです。「絶食させたらよくなるかもしれません。食べさせるとさらに悪化しかねません」

犬が痛みのせいでくんくん鳴き、食べ物をほしがるようすを見て、メアリーは胸を痛めました。そして、いとこがちょっと外出した隙に、食べ残しを少し犬に与えてしまいました。数時間後、犬は息を引き取りました。

メアリーがわたしのところにやって来たのは、犬の死から二ヶ月後のことでした。いとこは彼女を許しましたが、彼女は自分自身が許せません。くよくよせずに毎日を生きていけるよう、自分を責めるのをやめられるよう、力を貸してほしいとわたしに訴えます。自責の念に苛《さいな》まれたことで、罰はもう充分に受けたと思うし、一生自分を憎みつづけたくありません、と彼女はいいました。日常生活にもどれるようになりたいと心から思ったのでした。

メアリーの成績表は、「**わたしは犬を殺しました**」といったとき、「F」でした。彼女が使いたい

罪悪感　ホット　スポット

罪悪感は、まず

小指スポット

つづいて

人差指スポット　か　**鎖骨スポット**

もしくはその両方をタッピングすることで克服できます。

これを数回繰り返してください。

センテンスは、**「たとえ〈犬を殺してしまった〉としても、わたしはだいじょうぶ」**でした。わたしはそれを、**「たとえ〈誤って犬を殺してしまった〉としても、わたしはだいじょうぶ」**に変更しました。

たしかに彼女は犬に食べ物を与えないよう注意されていましたが、それでも、彼女には善意がありました。犬を殺そうとしたのではなく、ただ餌を与えようとしたのです。

罪悪感は必要なこともあります。社会で適切な行動を取りつづけるのに役立つからです。一般に人はルールを破り、境界を越えてしまったとき、罪の意識を感じます。それはそれでいいことです。けれども、罪悪感のせいで身動きが取れなくなり、生活を楽しめなくなったら、その状況を解決し、それから学び、タッピングをしてそれを乗り越えなくてはなりません。罪悪感を処理しなくてはならなくなったときは、**小指**スポットと**人差指**スポットをまずタッピングします。つづいて**小指**スポットと**鎖骨**スポットをタッピングしてみてください。この組み合わせのどちらかで効果があるなら、他のスポットは使う必要がないかもしれません。ただ、自分には全スポットを使うタッピングが一番効果があるというのであれば、迷わずそうしてください。タッピングしている間は、自分がどれだけ罪深いと感じているかについて考えるのを忘れないでください。

メアリーはキーワードに**犬**を使い、全タッピング・スポットを順に三回通して叩きました。評点は「B」になり、各指のスポットと鎖骨スポットがよく効くといいました。そこで、さらに小指スポットと人差指スポットを交互に叩き最後に鎖骨スポットを叩くという組み合わせを数回繰り返すと、確実に「A」になりました。彼女には、家でも**「たとえ〈誤って犬を殺してしまった〉としても、**

それはもう過去のこと、すんだこと」というセンテンスでタッピングするよう勧めました。

強迫観念

マーリーンは自分には罪があると確信してわたしのところにやって来ましたが、どんなタッピングをしても効果がありませんでした。わたしは結局、彼女は自分の感情を罪悪感だと考えたかもしれないが、本当の問題は強迫観念だと判断しました。ある出来事について考えずにいられない状態、つまり、取りつかれた状態になっていたのです。

マーリーンはこういいました。

「心が黙ろうとしないんです。スイッチが入りっぱなしなんです。わたしは母が亡くなったのは自分の責任だと思いつづけています。母が救急車で運ばれたとき、わたしは看護助手さんに付き添いを頼み、自分はそのままベッドで寝ていました。朝になって病院に出向いたときには、母はもう亡くなっていました。自分のせいだと思えてなりません」

ある晩、マーリーンはオフィスで夜遅くまで仕事をしていました。日中に二～三時間、勤務をはずれて養護ホームの母親を見舞ったので、その分の仕事を取り返さなくてはなりませんでした。仕事に没頭し、帰宅してベッドに入ったときには、すでに午前一時半を回っていました。疲れきっていたので、すぐさま深い眠りに落ちました。が、まもなく電話の呼び出し音に驚いて目を醒ましました。それは養護ホームで母親を担当している看護助手からの電話で、母親の血圧がいきなり上昇し、当直医が母親を入院させたがっているという内容でした。看護助手は、「救急車にはわたしが付き添って乗ります。医師は数時間の点滴でよくなると見ていて、病院に到着し次第、点滴を始めるとのことです」といいました。

マーリーンは死ぬほど疲れていたので、「わかったわ、ありがとう。母には明日会いに行くと伝えてください」といい、寝返りを打つと、再び眠りに落ちました。翌朝、病院の母親を見舞ったあとは、出社するつもりでいました。しかし、そういうわけにはいきませんでした。車で病院に向かう途中、携帯電話が鳴りました。「今すぐ来てください」、看護助手が叫ぶようにいいます。たいへんなことが起きていることがわかりました。案の定、病院に着くと、母親の体は白いシーツで覆われていました。母親は亡くなったのです。

マーリーンはそのとき、ひとつのことしか考えられませんでした。

「どうして起き上がって、夜のうちに病院に行かなかったんだろう? どうしてあのまま寝てしまったんだろう? わたしなら、どこかおかしいってわかったかもしれない。わたしなら適切な治療を頼めたかもしれない。わたしなら母さんを救えたかもしれないのに、そのまま眠ってしまったんだわ」

強迫観念　ホット　スポット

強迫観念はしばしば

目の下スポット
鎖骨スポット
親指スポット
わきの下スポット
Vスポット

によく反応します。

自分の強迫観念に集中しながら、上の順で二回タッピングしてください。

まさにあなたに必要な即効薬になるかもしれません。

それから数日経っても、マーリーンはまだ、「わたしなら母さんを救えたかもしれないのに、そのまま眠ってしまったんだわ」といいつづけました。そして、数日が数週間となり、数週間が数ヶ月となりました。彼女はかかりつけの内科専門医に診てもらい、ソーシャル・ワーカーに相談し、精神科医にかかり、自分の後援者に相談し、養護ホームの精神科看護師に相談した挙句、最後にわたしのところに来ました。母親の死からすでに八ヶ月が過ぎていました。八ヶ月間、苦しみ抜いたのです。

わたしたちは話し合いました。次にタッピングをしました。それからもう少し話し合いました。そして、**「たとえ〈母が亡くなりかけているとき眠っていた〉としても、わたしは自分を受け入れます」**と**「たとえ〈その考えが頭のなかでぐるぐる回っていた〉としても、わたしはだいじょうぶ」**というセンテンスで四回目のタッピングを行なったあと、マーリーンは「Bプラス」まで来たといいました。「A」に到達するのは明日だろうと考えたわたしは、このあと数日間、**「たとえ〈その考えがときどき頭のなかでぐるぐる回っていた〉としても、わたしはだいじょうぶ」**というセンテンスでタッピングするよう指示を出しました。

一週間後に電話をかけると、マーリーンの症状は消えていました。最初の面接から二年になる今、マーリーンの強迫観念は一度もぶり返していません。もうそういう考え方をすることがまったくなくなったのです。

もしあなたに、マーリーン同様、どうしても心から追い出すことのできない何かに対する罪悪感があるなら、その罪悪感について考えながらタッピングするより、その考えが強迫観念になってしまっているという事実についてタッピングするほうが有用かもしれません。

タッピング・スポットを全部叩く必要はないかもしれません。いつものようにいろいろ試し、自分にぴったり合う組み合わせを見つけましょう。それらを二〜三回繰り返すだけでたぶん充分だと思います。わたしの経験では、強迫観念にとくによく効くタッピング・スポットがいくつかあります。とりわけ効果があるのが、目の下スポットと鎖骨スポットで、ときには親指スポット、わきの下スポットも役立ちます。評点「A」に到達するために、**目の下**スポット、**鎖骨**スポット、**親指**スポット、**わきの下**スポット、**Vスポット**の順でタッピングしてみてください。

この組み合わせ順で二〜三回繰り返すと、それまで心につきまとって消えなかった考えにまったく関心がなくなるはずです。それどころか、なんとか考えようとしても、考えられなくなるでしょう。

憎しみ

クレアはたえず義妹のことを考えていました。義妹が憎くてしかたありませんでした。弟は金目当ての女と結婚してしまった、女は弟のことはどうでもいいと思っている、弟をまったく愛していない、といいはりました。

「このままでは、あの金目当ての女にわたしの人生を台無しにされてしまいます。彼女のことが頭から離れません。彼女のことが気にかかって、ちっとも楽しめません。彼女のことを考えると、怒りがこみ上げてきます。それなのに、いつも彼女のことを考えてしまうのです。彼女のせいで、わたしの心は憎しみでふくれ上がっています。こんなふうに暮らしていくことはできません。どうか助けてください」

クレアは強迫観念と憎しみに苦しめられていました。わたしたちが作ったセンテンスは以下の三つです。

「たとえ〈リンダが憎い〉としても、わたしはだいじょうぶ」
「たとえ〈弟がリンダと夫婦でいる〉としても、わたしはだいじょうぶ」
「たとえ〈リンダが弟のお金をねらっている〉としても、わたしはだいじょうぶ」

クレアのキーワードは「**憎い、夫婦、お金**」でした。でも、彼女はそれほどたくさんタッピングをする必要はありませんでした。最初のセンテンスでひととおりタッピングすると、すぐに気持ちが楽になるのを感じ、鎖骨スポットがとても効果があるといいました。残るふたつのセンテンスでは鎖骨スポットだけをタッピングし、一分もしないうちにすっかりリラックスして、義妹を受け入れつつありました。わたしがテストのつもりで、リンダは弟さんの財産をすべて使い果たすかもしれませんよといいましたが、クレアは「それは弟の問題であって、わたしの問題ではないでしょう。

彼女と結婚したのはわたしではなくて、弟ですから」と答えました。彼女の憎しみは完全に消えていました。

悲しみ

生きている間には、人との別れを経験することもあります。あなたがその関係を断ち切りたいと思って別れることもあれば、相手が断ち切りたいと思って別れることもあるでしょう。また、相手の死によって関係に終止符が打たれることもあるでしょう。自分から終わりにしようと決めた場合であっても、ときには悲しみに打ちひしがれることがあります。それは、関係が終わってしまったことが悲しいからではなく――実際のところ悪い関係はつづけてはいけません――大切な夢が終わったことが悲しいからです。未来の計画が立ち消えになり、その夢にかけていた希望がなくなりました。また、その相手と築いたありふれた日常を思って悲しくもなります。幸い、タッピングはそうした心のあれこれを処理するのに役立ちます。以下は、タッピングによって悲しみに沈んだ日々から楽しい日々へとすみやかに軌道を切り替えたクライアントたちの例です。どうぞお読みください。

生の声　ジャン

先生の診察室に入ったときには、ぜったいにもう生きていけないと思っていました。ミッキーがわたしを捨て、わたしの人生は終わったからです。でも、診察室を出るときには、なぜ自分があんなくだらないヤツを好きだったのか、思い出すのもたいへんでした。たしかに、ぶり返しは恐いから、念のためにと思って、毎晩寝る前に二分間タッピングをしています。タッピング、大好きです。ミッキーに対してはもう何も感じません。まったく何も、です。

別れの苦しみ

ヴィッキは涙をこらえていました。彼女は鼻をすすり、泣き声でいいました。

「あたしって、ほんとにろくでなし。なんでブライアンと別れようなんて思ったのかしら。結局、ひとりぼっちになっちゃいました。ひとりぼっちなんて、大きらい。恋人がいないなんて、ああ、ぞっとする。彼が恋しくてたまりません。もう終わりねなんて、いわなきゃよかった。彼、とってもいい友だちだったんです。助けてくれますか？　こんなにみじめな思いをするなんて……。こんなだから、あたし、自分のこと大きらいなんです。人生最悪の決断でした」

興味深いことに、別れようといい出したのはヴィッキのほうなのですが、でも、今、彼女は恋人がいないことで、自分が人間として小さくなってしまったように感じています。彼女の評点は

「F」で、タッピングの間、彼女は泣きつづけました。タッピングに使ったセンテンスは、「**たとえブライアンと別れたとしても、わたしはだいじょうぶ**」でした。

まったく効果なし。

次に使ったセンテンスは、「**たとえ〈ブライアンと別れた〉としても、わたしはきっとだいじょうぶ**」でした。

これも効果なし。

次に試したのは、「**たとえ〈ブライアンと別れた〉としても、わたしは自分を受け入れます**」でした。

やはり効果はありません。

わたしたちは話しに話し、とうとうヴィッキは、ルームメイトのキャサリンがブライアンに興味をもち、今は彼とデートしていることを明かしました。

今度は、「**たとえ〈ブライアンがキャサリンと付き合っている〉としても、わたしはだいじょうぶだし、自分を受け入れます**」というセンテンスでタッピングしました。

このセンテンスでは、全スポットを順にタッピングしました。ヴィッキはすぐに気持ちが楽になりました。ひととおり終えたところで、評点は「A」もしくは「Bプラス」だろうということでした。いずれかのタッピング・スポットがとくに効果的ということはありませんでした。わたしたちはしばらくおしゃべりをし、そのあと、わたしはヴィッキにブライアンといっしょにいるところを想像するよういい、どのくらい動揺するか教えてほしいといいました。

ヴィッキ　たぶん「A」、かなぁ。ふたりのこと、ちゃんと考えられないんです。もっと大事なことで、考えなくちゃいけないすてきなことがいっぱいあって、それで頭が満杯なんです。ふたりのこと、考える余地がありません。

ロベルタ　ブライアンがあなたのアパートに来るところを想像してね。でも、キャサリンといっしょなのよ、あなたといっしょじゃなくて。さあ、どのアルファベットが評点として浮かびましたか？　あなた、どのくらい動揺してます？

ヴィッキ　なんであたしがブライアンのことで動揺するの？　あたし、もうブライアンとは別れたんです。彼のことは、キャサリンが好きにすればいいんじゃないかしら？

離別から立ち直ろうとするときに使うセンテンスは、さまざまな角度から状況を吟味して作ってください。もし最初のセンテンスに効果がなかったら、次のセンテンスに変えましょう。それもダメなら、また別のセンテンスに変え、適切なものを見つけるまでつづけます。拒絶されているという理由で、みじめな気持ちになるかもしれません。でも、みじめになるのは、ひとりぼっちだから、ひとりぼっちになるのが恐いからという理由からかもしれません。あるいは、次のなんらかのイベントでパートナーがいないからかもしれませんし、自分がコケにされていると感じるせいかもしれません。あらゆる角度から自分の状況を検討し、あらゆる角度からタッピングをすれば、あなたはきっと治ります。各タッピング・スポットでいちいちセンテンスをいう必要はありません。臨機応変にキーワードを使ってください。

生の声　ボリス

彼女は本当にきれいだったし、ぼくは彼女を愛していました。彼女はぼくのもとを去りましたが、ぼくは彼女のことをこっそりつけ回したい気持ちでいっぱいでした。実際にしばらくはそうしていました。ぼくのセラピストは、セラピーの効果が現れる前にぼくが逮捕されるんじゃないかとずいぶん心配して、あなたのところへ行ってタッピングを指導してもらいなさいといいました。今もセラピーは受けていますが、でも、実はどうして受けつづけなくてはいけないのだろうと思っています。だって、タッピングしたとたんに、彼女にもどってほしいとは思わなくなったんですから。それに、実をいうと、効果があったのはタッピングというより、むしろ誓いスポットをさすったことだったんですけどね。

死別の堪えがたい苦しみ

ヘレンは楽しい結婚生活を送っていました。彼女とアルは大学時代以来の親友でもありました。子供たちが成人すると、これまで以上に自由になる時間を、互いを楽しみ、旅をし、ゴルフをし、田舎の別荘で友人たちをもてなすことに使うようになりました。本当に楽しい生活でした。だからこそ、アルが心臓発作で突然亡くなってしまったことが、ヘレンには大きな衝撃となりました。ヘレンは、しなくてはならないことはなんでもしました。子供たちや孫たちの世話もし、弁護士やファイナンシャル・アドバイザーとの相談も引き受けました。でも、どうしても泣きやむことができません。車の運転中も、料理の最中も泣いていていました。夜は泣き疲れて眠り、朝は目に涙をいっぱい溜めて起き出しました。家庭医は、取り残された気持ちになって動揺するのは当たり前のことだといって、彼女を安心させました。ヘレンも自分の態度は予想どおりだと納得していましたが、心が痛くてたまらず、なんとかこの苦しみから救われたいと思いました。それほど苦しんでいました。

ヘレンはタッピングをしてみたいと考えて、わたしのところへやって来ました。「たった一日安らぎたいだけなんです。そうすれば、わたしは自分の立場を把握できますから」と彼女は懇願しました。

わたしたちは話し合い、ヘレンはセンテンスを六つ見つけました。

「たとえ〈ひとりぼっちだ〉としても、わたしはきっとだいじょうぶ」
「たとえ〈アルはもういない〉としても、わたしはきっとだいじょうぶ」
「たとえ〈自分で運転して田舎に行かなくてはならない〉としても、わたしはきっとだいじょうぶ」
「たとえ〈食卓にひとりでつく〉としても、わたしはだいじょうぶ」
「たとえ〈家族を導いてくれるアルはもうここにいない〉としても、わたしはだいじょうぶ」
「たとえ〈大きなベッドにひとりで眠る〉としても、わたしはだいじょうぶ」

ヘレンのキーワードは、「**ひとりぼっち、もういない、運転、食事、導き、ベッド**」でした。彼女はセンテンスごとに全スポットをタッピングし、いずれについても、一巡、二巡、あるいは三巡もすれば、「D」や「F」から「A」に達しました。ところが、最後のセンテンスを終えたとき、「これまでのタッピングのおかげで気持ちはだいぶ楽になりましたが、まだまだたくさんすべきことがあるような気がします」というのです。まだつらいと感じるといいます。

わたしは、ヘレンを助けるためには、自分が心理療法士と死別カウンセラーの役割を果たさなくてはならないと判断しました。どうもヘレンには、明らかにしたくないと思っている否定的感情があるようです。

ロベルタ　どういう理由であなたはとくにひどく動揺しますか？　何を考えると、腹が立ちますか？

ヘレン　わたし、夫の仕打ちが信じられないんです。わたしを置いていってしまうなんて——。わたしが仕事をやめ、さあこれからは時間がたっぷりあるというときになって、夫はわたしを置いていってしまいました。夫がそういう仕打ちをわたしにした、そう思うと、夫に腹が立ってなりません。たとえ、彼が自分で選択したことではないとしても、また、たとえわたしがこんなことをいうのは理不尽《りふじん》だとしても、です。本当に怒っているんです。

そこで、ヘレンは「**たとえ〈アルがわたしを置いてきぼりにしたことに腹が立っている〉としても、**

わたしはだいじょうぶ」というセンテンスでタッピングをしました。開始時の評点は「F」でしたが、ひととおりタッピングをすると「B」になりました。小指スポットがとくによく効くように思うとヘレンがいうので、そのスポットを一五秒ほど叩いてもらいました。彼女は「A」になったといったあと、さらに言葉をつづけました。「でも、まだ別のことで気持ちが落ち着きません。といっても、なんのせいで落ち着かないのかはわかりません。ただ、心のなかが混乱している感じなんです」

ロベルタ　動揺の原因把握については心配要りません。それを心配するのはわたしの役目です。最近何を一番恐れているか話してみてください。

ヘレン　それなら簡単です。金銭面でまちがいをしでかしそうで恐いんです。アルはわたしにずい分財産を残してくれましたが、彼は生前、毎日時間をかけて持ち株の明細をチェックしていました。わたしには株のことはまったくわかりません。全財産を失うようなことになったらどうしたらいいんでしょう？　アルはすごくいっしょうけんめいやって、ここまでの財産にしたんです。わたしだったら、あっという間になくしてしまうかもしれません。

ロベルタ　アルには信頼している会計士や弁護士はいましたか？

ヘレン　ええ、いました。わたしも知っている人たちです。

ロベルタ　その人たちに電話をかけて、あなたの立場をわかってもらってください。きっとアドバイスしてくれるでしょう。心配は要りません。あなたはあまりに大きな重荷を背負い込まされたと感じていますか？

ヘレン　ええ、そのとおりです。

わたしはヘレンに、「**たとえ〈アルに大きな重荷を背負い込まされた〉としても、わたしはだいじょうぶ**」というセンテンスでタッピングするよういいました。キーワードは「**重荷**」です。

これはよく効いたようです。ヘレンはそれまでよりずっとリラックスし、さっそくファイナンシャル・アドバイザーに会う予定を立てました。

死別は複雑な場合がありますから、あらゆる角度から見なくてはなりません。生涯つづく人間関係には多くの面があり、そのすべてが悲嘆に暮れる人に影響を与えています。そうした面をすべて特定し、そのひとつひとつについてタッピングしなくてはならないかもしれません。

もし誰かと死別したり、別の理由で愛する人を失って苦しんでいたりする場合は、全スポットをタッピングしたあと、眉がしらスポット、目の下スポット、わきの下スポット、小指スポット、鎖骨スポット、Vスポットをタッピングしてみてください。

亡くなった愛しい人を思いこがれる気持ちは痛ましいまでに募り、実にこたえるものです。そういうときはタッピングが救いになります。

憂うつ

タッピングでは、肺炎を治療できないのと同様、うつ病も治療できません。肺炎は肺の疾患であり、大うつ病は脳の疾患です。両者とも迅速な医学的治療が必要です。

とはいうものの、うつ病を治療している間、タッピングによって少しは元気が出るようにすることができます。タッピングは医学的治療の代わりにはなりませんが、主流医学の治療を待つ間、すみやかに気持ちを盛り上げるのに役立つでしょう。また、うつ症状が出たときの非常に厄介な思考をあれこれ根絶するのにも役立ちます。

憂うつに役立つのは眉がしらスポットへのタッピングですが、Vスポットへのタッピングも同様に効果があります。丸々一分、Vスポットをタッピングしてみてください。びっくりするような効果が上がることもあります。全スポットをタッピングする場合、センテンスは**「たとえ〈こんなに憂うつ〉でも、わたしはだいじょうぶ」**を使うといいかもしれません。

ほかにもいろいろセンテンスを追加して、自分が感じている否定的感情をすべてカバーしてください。以下はその例です。

「たとえ〈頭のなかに突拍子もない考えがいろいろある〉としても、わたしはだいじょうぶ」
「たとえ〈仕事に行きたくない〉としても、わたしはだいじょうぶ」

死別

ホット　スポット

死別には、

全スポット

を順にタッピングし、つづいて

眉がしらスポット
目の下スポット
わきの下スポット
小指スポット
鎖骨スポット
Vスポット

をタッピングするといいでしょう。これを数回繰り返してください。

「たとえ〈一日中ベッドから出たくない〉としても、わたしはだいじょうぶ」
「たとえ〈とくに理由もなく気分が落ち込んでいる〉としても、わたしは自分を受け入れます」
「たとえ〈自分の感情をコントロールできない〉としても、わたしは自分を受け入れます」

キーワードは、**憂うつ**または**気分の落ち込み**がいいでしょう。

忘れないでいただきたいのは、うつ病は治療可能な疾患だということです。適切なメンタルヘルスの専門家に診てもらい、適切な治療を受ければ、はるかに気分はよくなるでしょう。苦痛はタッピングでいくらか軽減されますが、通例、追加処置も欠かせません。

疲れ

あなたは疲れていて、やる気が出ない状態ですか？　では、空手スポットをタッピングしてください。これによって疲労が軽減し、動けるようになることがよくあります。タッピングの間は、「**たとえ〈自分が怠け者で疲れきっているように感じる〉としても、わたしは自分を受け入れます**」といいましょう。

それで効果がなかったら、Vスポットをタッピングしてください。空手スポットとVスポットは、目の下スポットと鎖骨スポット同様、やる気を出すのに役立ちます。Vスポットはあなたを元気にしてくれます。応急的に元気を出したいというのなら、上の四スポットすべてを叩く必要はありません。一ヶ所か二ヶ所だけで効くはずです。まずはすべて試してみて、四スポットをどう組み合わせると自分にとってベストかをチェックしてください。当然ながら、もし睡眠不足で疲れているのなら、タッピングなどせずに、さっさとベッドに入ることです。

E・B・ホワイトの『シャーロットのおくりもの』のなかで、クモのシャーロットがブタのウィルバーに忠告する――「あわてない、悩まない」

ストレスで参っている状態

ストレスで参っていて、一分以上はタッピングに割きたくないという日には、次の手順で、さっと治しましょう。まず、左右の眉じりスポットをさするか、タッピングするかしながら、「**たとえ〈自分の周りでこんなにいろいろ起きている〉としても、わたしは静かに落ち着いていられる**」といいます。次に深呼吸したら、もう一度センテンスをいいながら、左右の鎖骨スポットをタッピングします。最後に空手スポットをタッピングしてください。たったこれだけで、落ち着きを取りもどせます。

あなたにはもう、タッピングを使って自分の感情をコントロールしていく方法がわかっているわけですから、今後は、日々の生活で感じる面倒や悩みが少なくなっていくのを実感することでしょう。これまで苦しみの原因になっていた状況下で落ち着きを失わず、安らいでいられるようになるにつれ、どんどん楽しくなっていきます。どうかタッピングするのをお忘れなく。よく効きます。

まとめ　お忘れなく

あなたは変わることができます。生活を楽しむことができます。変化を促すためには、自分で自分自身をタッピングしてください。今日からあなたの新しい人生が始まります。新たな先例を作り始めましょう。自分を受け入れることです。

7 トラウマと心的外傷後ストレス障害（PTSD）

ハリケーン・カトリーナを憶えていますか？　あの津波を憶えていますか？　自然災害をなんとか切り抜けた人たちはトラウマを抱える危険にさらされています。砲弾ショックという表現を聞いたことはありませんか？　戦争神経症はどうですか？　このふたつは、戦争時に悲惨な体験にさらされた兵士の状態を説明する用語として、前世紀に使用されたものです。現在その兵士たちは、自然災害を生き抜いた人たち同様に、心的外傷後ストレス障害（PTSD）に苦しんでいるかもしれません。

どういう人がPTSDになるのか？

PTSDは、たしかに戦闘後に取りざたされますが、以下を体験したり、目撃したりした人にも発症する可能性があります。

・津波、地震、ハリケーンなどの自然災害
・9・11同時多発テロ、銃乱射、自爆攻撃などのテロ行為
・レイプ、家宅侵入、殺人など、個人に対する暴力的な攻撃
・自動車事故、ヘリコプターの墜落事故、スポーツ競技での乱闘などの事件

PTSDの症状は、苦しくはあっても必ずしもトラウマになるとは思われないような生活状況を体験した人にも発生することがあります。激しい戦闘や死、拷問だけがトラウマ症状の原因になるわけではありません。失職や離婚といった生命に危険の及ばない出来事でも、重い症状を引き起こすことがあります。

女性の一〇パーセント、男性の五パーセントが、人生のいずれかの時点でPTSDを体験するといわれています。女性の場合は、性的虐待や身体的虐待を受けたあとに発症することが多く、男性の場合は、戦闘や子供時代のネグレクト、性的虐待、身体的虐待のあとで発症します。

科学者や研究者は、ベトナム戦争が勃発《ぼっぱつ》して初めて、戦争体験の記憶に苦しめられているという兵役経験者の訴えに注目するようになりました。アメリカやその他の国で調査対象となったあらゆる戦争が、似たような症状をもつ兵役経験者を生み出してきているようです。彼らは、主に悪夢による睡眠障害に苦しみ、とりわけフラッシュバックのせいで職に就けず、人間関係に混乱を生じさせる傾向を見せます。

ただ、いわゆる「メディアで手に入る情報」に反して、トラウマ的な状況にさらされた人の大半

はＰＴＳＤにならないことに注目してください。たいていの人はすぐに立ち直りますし、リソースにも恵まれています。多少は苦しむかもしれませんが、外からの助けがなくても自力で乗り越えます。今日、医学的に承認されたＰＴＳＤの治療法は疑似体験療法（暴露療法）と呼ばれ、よい結果を出しています。しかし、疑似体験療法を使うのは、まず自分で治そうとしてみてからにしてはどうでしょう。時間にももちろん癒し効果はありますし、疑似体験療法はトラウマの直後に使っても、幾分時間が経過してから使うときほどには役立ちません。数多くの人たちがタッピングで救われています。お試しください。たとえタッピングが役に立たなくても、苦しみつづけることはありません。適切な治療法を見つけましょう。

あなたはＰＴＳＤか？

ぞっとするような出来事を体験したり目撃したりして大きな恐怖や無力感を味わい、その日以来、以下のリストにあるような症状に苦しんでいる場合、あなたはＰＴＳＤになったということです。

・覚醒時にその出来事の記憶が心に入り込む。
・その出来事に関する悪夢によって睡眠が妨げられる。
・そっくり同じことがもう一度起こりそうな気がするときがある。
・その出来事を思い出させるものは——活動、人物、場所はもちろん、会話すらも——すべて避ける。
・自分はほかの人たちから孤立していて異質だと感じる。
・以前は愛情を示せていた人に対して、愛情を示せなくなった。
・以前は楽しんでいた活動に関心がなくなった。
・トラウマになっている出来事の重要な部分を思い出せないことがある。
・緊張し、イライラし、よく怒る。
・なかなか集中できない。
・ささいなことにびっくりする。
・自分が常に警戒していることに気づいている。

ストレスの多いトラウマ的な出来事にさらされた人の大半は、その後数週間、上記の症状のいくつかを体験しますが、やがて徐々にその症状は消えていきます。この点を忘れないでください。PTSDになっている場合は、上記の症状のいくつかが出来事のあと何ヶ月もつづきます。何年もつづくことすらあります。

なぜPTSDになったのか?

あなたは気が狂ったわけではありません。精神を病んでいるのでもありません。精神科的症状のある人の多くは情緒障害に苦しんでいます。でも、ＰＴＳＤをもつ人は、実のところ、異常な状況に対して正常な反応をしているのです。ぞっとするような出来事を体験したあとも陽気にハッピーに暮らしつづけているとしたら、そちらのほうが異常でしょう。ただ、たとえその反応は適切だとしても、なんとかそれらを取り除き、元気を出して日々の暮らしを送り、苦しむのをやめてほしいと思うのです。

本当に恐ろしいことが起こったときには時間が止まって感じられることに気づいたことがありますか？　もし自動車事故に巻き込まれたとしたら、事故の発生中は、すべてがスローモーションで動いているかのように感じられるかもしれません。

トラウマ的な出来事は通常の対処メカニズムを壊滅させるため、大脳は実に、ふだんの出来事を体験するのとは別のやりかたでそれを体験します。そういう目に遭っている間、あなたは恐怖に圧倒され、その体験のほんの一部にしか注意を払いません。目の前で起きていることすべては、とうてい理解できないからです。映画のなかの自分自身を見ているような気分になるかもしれません。

大脳はこのように異常なやりかたで恐ろしい出来事を体験しますが、このやりかたは、その出来事を記憶に残そうとするときにも継続して用いられます。大脳は体験全体を記憶するのではなく、体験の断片のみを受け入れるのです。こうした断片こそが、元の体験のイメージ、音、匂い、感覚というかたちのフラッシュバックとして、いつまでもあなたにつきまといます。トラウマ的な記憶は脳内で通常と異なる方法で保存され、統合された体験としては保存されません。そのため、従来のトーク・セラピーでは苦しみを和らげることができません。トラウマ的な記憶は理性には反応しないのです。

PTSDを取り除く

心理療法士や精神科医はPTSDの症状のしつこさに悩まされます。さまざまな治療法や薬を使い、けんめいに努力しても、成功率は低いままです。最近のある研究によると、トラウマ的な出来事後の苦痛に対する治療を一二〇セッション行なった時点で、クライアントの七五パーセントが**いくらか**楽になったとのことです。なんと、一二〇セッションです。そして、それでもまだ多くの症状が残っているのです。

PTSDを扱う従来の治療法の多くはフラッシュバックの対処に焦点を絞っています。タッピングを使えば、対処どころか、フラッシュバックを**除去**できます。

タッピングがPTSDの症状をすみやかに除去できることを示す証拠があります。それなら、なぜ誰もが必ずしもタッピングを使わないのでしょう？　答えはおわかりですね。科学的な研究が皆無であり、アメリカの医師たちは正統でない治療法に飛びつくようなまねはしないからです。あなたも、タッピングでトラウマの症状が消えるというわたしの言葉を額面どおり受け取る必要はありません。ただ、わたしの手元には、報告できる興味深いケース・スタディがたくさんあります。そのなかから、まずコソボの戦災者についてお話ししたいと思います。

コソボ

二〇〇〇年、思考場療法（TFT）――ロジャー・キャラハン博士が開発したタッピング・メソッド――の訓練を受けた専門家グループが組織を作り、世界中の重いトラウマをもつ人びとへのタッピング導入を目指しました。首都ワシントンの米国国際開発庁はこのグループに対し、トラウマに苦しむコソボの戦災者を治療してほしいと要請しました。

グループは四回に分けてコソボを訪れ、計八五名の戦災者を治療しました。ある日グループは、何百人もの村民が複数の建物内に集められ一斉に射殺されたという村を訪れました。そこで、死体の山の下から這い出して助かった数人に治療を施しました。多くが拷問や飢えの経験があり、たいていは家族をみな亡くしていました。彼らは先ほどリストにしたPTSDの症状の多くに苦しんでおり、また、なかには、生き残ってしまったことを罪だと感じて苦しんでいる人もいました。

治療を受けた人たちは四歳から七八歳までと年齢に幅があり、男女はほぼ同数でした。タッピングは、効果があるだけでなく、豊富な言語スキルを必要としないため、英語を話すヘルス・ワーカーが簡単にアルバニア人患者を治療できたという点で、とりわけ有用なセラピーでした。通訳が適切なセンテンスを考え出し、手順も説明しましたが、突っ込んだ会話や分析は必要ありませんでした。患者もプラクティショナーも出た結果に驚嘆しました。心理的苦痛があっという間に軽減したのです。タッピング・チームが五ヶ月後に再びコソボを訪れ、状況を評価すると、確信していたとおり患者たちに再発はありませんでした。一時的な治癒ではなかったのです。

以下は、コソボのＫＰＣ（コソボ保護部隊）医療大隊参謀長であるシュケルゼン・シラ医師がキャラハン博士に宛てて書いた手紙の抜粋です。

「これまで数多くの資金潤沢《じゅんたく》な救済組織がここコソボで心的外傷後ストレスの治療に当たってきました……コソボがついに本当の期待をもてるようになったのは、ボランティアの方々があなたの治療法を携えてやって来たときでした。わたしたちはとくに重いトラウマに苦しむ患者たちをお願いしました。その結果、いずれの患者も完全に治癒し、今もなおにこにこしています。わたしは医療大隊参謀長として、コソボの医療に関する決定について全権を任されています。わたしは新しい国家プログラムを開始するつもりです。そのプログラムの要《かなめ》は思考場療法（ＴＦＴ）です」

タッピングの効果がここまで証明されているというのに、医学界は納得しません。たとえ患者の症状が消えても、その研究は充分科学的とはいえないと批判者はいいます。各患者の正確な症状やタッピング手順の説明方法が充分考慮されていないと考えています。また、対照群がなかったため、いずれにせよ、これらの患者は自然によくなる時期に来ていた可能性があるともいっています。

専門家グループのコソボ訪問は成功を収めましたが、これは厳格な研究のかたちになっていません。裏づけに乏しく、科学的ではないため、米国の公式な政策モデルとみなされていません。コソボ・チームのメンバーだったタッピング・プラクティショナーのカール・ジョンソンは先ごろルワンダとコンゴ民主共和国からもどりました。この両国で、家族の死を目の当たりにした五〇人を治療した彼は、追跡調査を行なった結果、ほぼ全員が心の健康を維持していると断言しています。南アフリカでは、ヒップホップの組織「ズールー・ネイション」のメンバーたちも治療しました。ここでタッピングの治療を受けた九七人は、自分の子供がエイズで死んでいくのに立会った人たち、家族が殺されるのを目撃した人たち、拷問や暴行を受けた人たち、その他のかたちで恐怖に圧倒された人たちでした。ここでもやはり驚嘆すべき結果が出ました。そして、やはり、科学的な研究は行なわれませんでした。

セラピストのモニカ・ピニョーティは勘と経験を第一とする批評家です——勘と経験といえば、タッピングの多くも勘と経験に基づいて行なわれています——が、そのピニョーティが「適切なデザインの対照試験を行なうことでしか、医学界の関心を引き、注目を集めることはできません」といっています。そうなるまで、世界中のカール・ジョンソンたちは自らの利他主義とスキルとを駆使し、治療した患者たちに確実に重要な影響を与えつづけることでしょう。しかし、このテクニックを学べば恩恵を得られるはずなのに、そうしない医療専門家たちに対しては、なんら影響を与えることはないでしょう。

世界は苦しみに満ちていますが、それに打ち克つ姿にも満ちています。——ヘレン・ケラー

事例報告あれこれ

事例報告とは、治療とその結果を個別に説明したもののことです。PTSDの症状を取り除きたいというあなたには、こうした事例報告が何より役立ちます。臨床試験とは異なり、自分を他者と比較する必要はありません。とにかくあなたはよくならなくてはなりません。

わたしのクライアントには、タッピングでPTSDの症状を取り除いた人がたくさんいますが、マイクもそのひとりです。マイクはマンハッタンのミッドタウンで駐車場を経営しています。ある晩、客が車を引き取りにやって来たかと思うと、マイクの背中に銃を押しつけました。誰も異変には気づかず、誰も現れません。マイクは賊の要求に応じましたが、銃で撃たれました。わたしのところにやって来たころには、体は充分に回復し、仕事に復帰できるまでになっていました。しかし、とにかく恐くて、これまでどおり仕事をすることができません。それでも二〜三日はやってみました。自分の代行をしてくれていた甥に、彼自身の仕事にもどってほしいと思ったからです。しかし、勤務日は恐怖に襲われてしまい、黒いBMWが入ってくるのを見るたびに、全身の力を振り絞って、逃げ出したくなる衝動と闘わなくてはなりませんでした。家ではうまく睡眠を取れなくなり、食欲もなくなりました。

マイクのタッピング・センテンスは、〈あのトラウマ体験以来、恐くてしかたがない〉です。タッピングには、「**たとえ〈あのトラウマ体験以来恐くてしかたがない〉としても、わたしはだいじょう**

ぶ」を使いました。**トラウマ体験**という言葉の代わりに**強盗事件**や**強奪事件**を使うこともできましたが、マイクはそうしませんでした。わたしのクライアントのほとんどは、マイクとは異なり、自分に降りかかった具体的な恐怖に言及しています。

さて、マイクの成績表の評点ですが、どれだけタッピングをしても「F」のままでした。トラウマが大きすぎて一度には症状を取り除けないのだろうとわたしは考え、ふたりで彼の状況について話し合い、センテンスをふたつ見つけました。「**たとえ〈あのトラウマ体験以来恐くてしかたがない〉としても、明日はきっとだいじょうぶ**」と、「**たとえ〈あのトラウマ体験以来恐くてしかたがない〉としても、きっと安全だと思えるようになる**」です。

これらでタッピングすると「F」から「B」になったので、もう一日ワークすれば充分だろうとわたしは判断しました。マイクはすぐ翌日に予約を入れました。わたしは、一番最初のセンテンス「**たとえ〈あのトラウマ体験以来恐くてしかたがない〉としても、わたしはだいじょうぶ**」でのタッピングを勧めるつもりでいました。

しかし、マイクから電話があり、予約はキャンセルされました。彼のいうには、夜ぐっすり眠れ、朝起きて朝食を食べたら、仕事に行きたいと思ったとのこと、したがって、予約をその週のもっとあとに変更してほしいというのです。次の予約日の朝、マイクから電話がありました。「先生、本当にありがとうございます。先生にしていただいたこと、とても感謝しています。でも、今日はうかがえません。仕事が忙しくて、体が空かないのです」これは吉報です。最初で最後になったあの診察の日から二年後、結果を確認するために、マイクに電話を入れました。多忙を極める彼から返ってきた言葉は、「何もかも順調です。すみません、急いでいるので、これで」だけでした。

わかりにくいPTSD

生の声　ジョン

わたしの生活はタッピング以来よくなってきています。タッピングのおかげでリラックスできるようになりました。これまでは、引越した先の隣人の誰かが昔から自分を知っているのではないかと、いつもびくびくしていました。自分を見た人はみな、自分に襲いかかってくると思っていました。刑務所にいたとき、実際、そんなでしたから――。

今は、妻を除けば、わたしの生活に関わっている人で、わたしがかつて法律を犯し、しばらく姿を消さなくてはならなかったことを知っている人はいません。以前は、周りの人たちが自分の過去を知っているなんて、考えただけでも耐えられませんでした。でも、今はそれも平気になりました。あれはもう大昔のことです。わたしには新しい生活と新しい家族があります。もし誰かが知ったとしても、たいしたことではありません。もうあのことは考えないようになりました。それに、男がみんないきなり力ミソリを出してくるなんて思えませんしね。

表面化した症状がなんらかのトラウマによるものであり、PTSDの兆候であるとわかっても、トラウマそのものがはっきりしないということもあります。一〇歳のアーサーのケースがまさにこれでした。母親によれば、アーサーはいつもいい子で協調性に富み、両親や弟と仲よく暮らしていました。ところが、あるとき突然弟に激しい怒りをぶつけ始め、二度ほどは、はっきりした理由もなく弟を叩きのめしました。アーサーと話をしても、突然の行動の変化についてなんの手がかりも得られませんでした。弟と家族生活についていくつかセンテンスを作りタッピングしましたが、なんの進展もありません。

すべての始まりは四月一日だったと母親はいいました。それを思い出したわたしはアーサーに訊ねました。「四月一日のこと、思い出せるかな？　この日、きみはどんなことをしたの？」ビンゴでした。それは、アーサーが学校のいじめっ子にやられた日でした。昼食代を取られ、叩かれ、殴られました。彼がその日付をたまたま憶えていたのは、「これはエイプリル・フールのジョークで、こいつはただふざけてるんだな」と最初に思ったことを思い出したからです。アーサーはこのいじめのことを家族にはけっして話しませんでした。しかし、心のなかに溜まった激しい怒りは、弟に対する怒りと入れ替わりました。**「たとえ〈ダニーにやられた〉としても、ぼくはいい子だ」**というセンテンスを使ってタッピングすると、あっという間に評点は「D」から「A」なりました。

アーサーはわたしに、このつらい体験のことを両親に話さないでほしいといいました。トラウマをくぐりぬけた人は、自分を傷つけた出来事について平静に話せるようになるのに時間の経過を必要とする場合がよくあります。歴史家は、ホロコーストを生き抜いた人のなかには何十年も自分の体験を語らなかった人がいるといい、心理学者は、性的虐待を受けた人のなかには長年その体験を打ち明けなかった人がいるといいます。これはまったく正常な反応で、苦しみについて話すよう励ましたりしてはいけないのです。かつては、トラウマについて語ることによって症状が消えるという仮説が取り上げられましたが、この理論には反証が挙がっています。自分のトラウマについて語る用意ができれば、そうしようとするはずです。外からの励ましは無用です。自分の感情を探るべきときが来れば、きっとそうします。そうなるまでは黙っている権利があるのです。黙っているせいで思考や感情があふれ出そうになり、生活に支障を来たすようになったら、適切な人物に気楽に打ち明けたらいいのです。

タッピングは、言葉にしづらいことを言葉にせよと強いることがないという点で、たいへん賢明な治療法です。自分のペースでゆっくり体験を処理したいという要求を大切にしています。

生の声　マリア

わたしはタッピングで子供時代の記憶を取り除きました。あのつらいイメージに毎日つきまとわれないようになれば、自分はもっといい人になれるとわかっていました。タッピングはよく効きましたが、わたしにはそれ以上のものももたらしてくれました。今まで全然知らなかった力を与えてくれたのです。どうしてこうなったのかはわかりません。その力はたぶん、例の記憶を隠しつづけるために使われていたエネルギーだったのでしょう。今は、以前一週間かけてやっていたことより多くのことを一日ですませられるようになりました。先生のところにうかがった日以降は、一度もタッピングをしていません。しなくてはいけなかったってことはありませんよね？　だって、どのスポットを叩くんだったたか、よく憶えていないんです。今、わたしは元気です。これまでで一番元気です。

ＰＴＳＤにとっての心理療法

タッピングは仕事や学校への復帰を手助けし、重い症状の多くを取り除くことができます。しかし、心理療法も受けて、立ち直る力を育てるのもよい考えです。立ち直る力のある人はＰＴＳＤに屈する可能性はあまりありません。どういう言葉をかけて自分自身を落ち着かせたらいいか、自分の置かれた環境のどこで社会的支援を受けられるのか、どうやって恥辱や罪の感情から自分を解放できるのかを学習してきているからです。こういう人たちの場合、ＰＴＳＤの症状はたいてい二〜三ヶ月で自然に消えてしまいます。

しかるべきセラピストなら、あなたが自分の恐ろしい体験の意味を理解するのを手助けし、その先へ進む方法を見つけられるようにしてくれます。自分の未来に希望がもてないと感じたら、心理療法士に相談してみてください。治療後には、未来に対する可能性が見つかり、計画を立てられるようになっています。

自分で治療する

では、いよいよトラウマ症状を取り除くためのセンテンスを作ります。たいていのトラウマには数多くの面がありますから、センテンスもたくさん作ることになります。でも、だいじょうぶ。ひとつのセンテンスにかかる時間はほんの二〜三分です。必ずそれぞれの記憶に結びついている苦痛を消すことができます。記憶は残りますが、それによって苦しめられることはなくなります。ニュートラルに感じられるようになります。トラウマになっていた出来事を思い出しても、距離を置いて眺められるようになります。

まずはその出来事を思い出してください。我慢できる範囲でできるだけ動揺してください。ただし、その記憶のせいで具合が悪くなるほどがんばってはいけません。つづいてそのトラウマを小さな要素に分解します。詳細をすべて思い出すのが無理なら、評点が「D」または「F」になったところでストップし、以下のようなセンテンスを使ってタッピングします。

たとえ〈あの日〔どんな日かをいう〕の恐ろしい記憶がある〉としても、わたしはだいじょうぶ。
たとえ〈あの人〔相手の名前をいう〕の恐ろしい記憶がある〉としても、わたしはだいじょうぶ。
たとえ〈あの体験〔どんな？〕について恐ろしい考えが浮かぶ〉としても、わたしはだいじょうぶ。

さあ、自分自身の癒しを始めましょう。作ったセンテンスをすべて書き出し、キーワードを考え、心理的な苦痛のレベルを採点したら、タッピングを始めます。最初に空手スポットを叩き、次に誓いスポットをさすります。つづいて残りのタッピング・スポットをすべて叩いていきます。評点が

トラウマ　ホット　スポット

トラウマの記憶は、

眉がしらスポット
鎖骨スポット
Vスポット

へのタッピングによく反応します。

数回繰り返してください。そうすれば、その記憶は小さくなるか消えるかします。

「A」になるまでつづけてください。心からほっとしているはずです。

ベスト・スポット

トラウマに苦しんでいた患者で、わたしが治療した人たちは一様に、眉がしらスポットをタッピングしたときにもっとも楽になったといいます。その次に役立ったのは鎖骨スポットだそうです。トラウマに激しい怒りも加わっている場合は、小指スポットと人差指スポットをタッピングしたときに気分がよくなります。口ひげスポットをタッピングすると安心感が得られ、日々の生活に取り組めるようになることもあります。

「A」に到達できない場合は、眉がしらスポット、鎖骨スポット、Vスポットに集中してみましょう。この順序で二回タッピングします。さらに助けが必要であれば、眉がしらスポット、目の下スポット、わきの下スポット、鎖骨スポット、Vスポットをタッピングしてください。

それでもまだダメですか？

では、誓いスポットをもう一度さすってみましょう。そして、全スポットを順にタッピングしていきます。センテンスはできるだけ具体的な内容にしてください。もしトラウマに対する感情のなかに罪悪感や怒りが交じっているなら、小指スポットと人差指スポットをそれぞれ三〇秒ずつタッピングします。ほかにもうひとつ憶えておいていただきたいのは、自分はその場所にいるべきではなかったとか、その人に関して受けていた注意をちゃんと聞くべきだったと考えて、誤って自分自身を責める場合があるということです。どうかそれはしないでください。あなたは何も悪いことをしていないという事実を見失わないでください。あなたは被害者なのです。

回復

長期間にわたってPTSDで苦しみつづけていた場合、心身は新しい健全な感情を受け入れるのにさらに時間を必要とするかもしれません。「A」に達するには、一日〜二日必要でしょうが、タッピングするたびに前進していることに気づくはずです。あるセンテンスでは完璧に「A」になるけれども、ほかのセンテンスでは「F」から「D」、「C」、「B」、「A」というように少しずつよくなってくる場合もあることに気づくかもしれません。通例、PTSDのタッピングには余分のワークが必要になります。つまり、センテンスの数が多くなります。以下に有用なセンテンスの例を挙げましたので、自分の状況に合わせて利用してください。

自分で決めたセンテンスでタッピングしたあと、以下をいってみましょう。

「たとえ〈これを完全には克服できない〉としても、わたしは自分を受け入れます」
「たとえ〈これを克服できない〉としても、症状は手放してもだいじょうぶ」
「たとえ〈まだトラウマについて考えている〉としても、わたしはだいじょうぶ」
「たとえ〈まだ苦しんでいる〉としても、わたしはこれを終わりにしてもいいはずだ」

すべてのセンテンスで「A」になったら、自分自身をテストしてください。問題の恐ろしい出来事について考えることを自分に許可し、それについて考えても冷静な気持ちを保っていられるか観察しましょう。ほら、苦しみはもうありません。あなたは自分でこれを成し遂げたのです。本当によかったですね。

解放

ＰＴＳＤの後遺症に長い間苦しめられていた場合、症状がなくなった状態は奇妙に感じられるかもしれません。日中はある記憶が蘇らないようにすることだけに専念し、夜は悪夢を見ないで眠ることだけに専念していたとしたら、今は興味深いジレンマに陥っていることでしょう。いきなり自由になったそれだけの時間の使い方を改めて考え出さなくてはなりません。ええ、そうなんです。強迫観念や心配事があると、それに時間を取られるのです。あなたはもう、元気を奪い取っていく考えや感情から自由になりました。好きにできる時間がたっぷりあります。もう被害者の視点で人生に対応する必要はなくなりました。つらい記憶を追い払う必要がなくなったのです。かつては苦痛だったそうした記憶のことをあえて考えることもあるでしょう。でも、その考えに結びついた否定的な感情はもう湧いてくることはありません。

最初のタッピング後の一週間は、人によっては毎日、日に数回タッピングすることもあります。それが二週目には日に三回――起きぬけ、日中、就寝時――になり、三週目には日に一回だけになっていきます。が、たいてい、第三週の最後までタッピングしつづけることはありません。かつて出ていた症状があまりに遠い過去のことのように思われ、それらの記憶があまりにおぼろげになるため、取り組む理由がなくなってしまうのです。

そうなったら、トラウマ以前に楽しんでいたなんらかの活動にもどっていい時期が来たということです。新しい目的、新しい趣味、新しい使命を見つけましょう。新しい信念だって見つけてください。もう自分自身のことをくよくよ心配する必要はありません。あなたが寝ずの番をしていなくても、あなたの心身があなたの面倒を見てくれます。これからは自分の外側にある何か、自分自身より大きな何かを見つけ、それを信じ、それに取り組み、それを楽しみましょう。うまくいくよう祈っています。

まとめ　お忘れなく

トラウマ的な出来事を思い出す際には、具合が悪くなるまでしてはいけません。その出来事についてよく考え、はっきり意識しますが、適切なところでストップをかけ、動揺がひどくなりすぎないようにしてください。

8 うまくいかないときは……

たいていの人は、たいていの場合、全スポットを順にタッピングすることで問題を解消できます。ときには、ほんの二〜三ヶ所のスポットをタッピングするだけで問題が解決する人もいます。しかし、タッピングがわずかしか効かないこともあります。あるいは、しばらくはすばらしい効き目を見せても、問題が再発するというケースもあります。本章は、障害を克服して永久的な治癒を手に入れるのに役立ちます。ここでは、あなたのタッピングを修正し、強化し、あなたにぴったりのものにする方法を学びます。

評点が上下する

人によっては、「F」から始めたものがタッピングで「A」になり、数分後に再び「D」になったり「F」にもどったりすることがあります。こういうときには、誓いスポットを使うともっとも効果が上がります。誓いスポットをさすりながら、「**たとえ〈まだ症状がある〉としても、わたしはだいじょうぶ**」といいましょう。

「アイロール」——よい結果を逃さない

タッピングを終えたあと確実に「Ａ」を維持するには、Ｖスポットを叩きましょう。

タッピングしながら、まず**正面**を見つめ、次に視線を下げて**床**を見、さらに頭を動かさずに視線を上げて**天井**を見たあと、再び眼球を**通常の位置**にもどします。このとき注意しなくてはならないのは、眼球のみを動かして、**頭は動かさない**ことです。これは**アイロール**と呼ばれる運動で、タッピングの効果を永久的なものにするのに役立ちます。

「Ａ」に到達してもどうも落ち着かないなら——たぶん、これはつづかないだろうとか、話がうますぎるなどと思っているのでしょうが——あなたが得た成功は統計的に持続するということを知ってください。ただ、もっと確信を得たいのであれば、**一週間毎日**、数回タッピングしてください。まず起きぬけに、次は朝食後、昼食後、夕食後、最後に就寝時にもタッピングしましょう。シャワーをしながらタッピングし、車の運転中は赤信号で止まったらタッピングします。

強化する

治療を強化したい場合に利用できるタッピング・テクニックを以下に挙げました。これらはすべて、クライアントが実際に使ってみたものです。提案されている変形版はいずれも、一部の人には効果があっても、万人に効くわけではありません。自分にぴったり合うものを選べば、タッピングのあと即座に、あるいは、ほどなくして違いを実感するでしょう。そうしたテクニックは、ぜひ普段の自分のタッピング法に追加してください。以下のテクニックは、**一度にひとつずつ**試すことをお勧めします。つまり、ひとつを月曜日に試したら、別のものを火曜日に試す、ということです。もちろん、あるものを使ってみて大成功なら、別のものまで試す必要はありません。

- 一日に最低一回は鏡の前でタッピングをする。
- 左右両側をタッピングする。両手を使い、左右の眉がしらスポット、左右の眉じりスポット、左右の鎖骨スポット、左右の目の下スポットをタッピングする。
- タッピングのスピードを上げる。スポットからスポットへとすばやくタッピングしていく。
- タッピングのスピードを落とす。各スポットを急がずあわてずタッピングする。
- とくに効果的なスポットをひとつ特定できたら、他のスポットをひとつタッピングし終えるごとに、そのスポットのタッピングを挿入する。

・タッピングを始める前と、終わったあとに水を飲む（エネルギー心理学のプラクティショナーには、これが非常に重要だと考え、クライアントにふだんからたっぷり水を飲むよう指導する人が多い）。
・ほかの人に頼んで、自分のタッピング・スポットを叩いてもらう。
・タッピングする時刻と部屋を変える。
・タッピングしないで、スポットを押さえるだけにする。
・タッピングしないで、スポットをさするだけにする。
・空腹時にはタッピングをしない。まず食べてからタッピングする。
・センテンスとキーワードをいうとき、大声で叫ぶようにいう。
・センテンスをいうとき、歌うようにいう。
・タッピングを始める前に、数回ジャンプする。
・各スポットをタッピングするとき、まず大きく息を吸い込み、つづいて大きく吐き出す。その間、自分の状況を考えながらキーワードをいいつづける。
・誓いスポットをさすりながら、センテンスを大きな声ではっきりと、心からそれを信じているというようにいいつづける。これを一日に数回行なう。行なうのは、必ずしもタッピングのときでなくてもよい。
・Vスポットがよく効くなら、タッピングをひととおり終えるごとに利用する。
・右利きなら、左手を使ってタッピングする。左利きなら、右手を使ってタッピングする。

・力を入れてタッピングしてみる。バンバンと強く叩くが、痛みが出るほどにはしないよう注意する。
・黙ってタッピングする。センテンスをいわない。タッピングの間は、自分の目標について考える。
・タッピングを終わったら、眼球をできるだけ上に向け、つづいて下に向ける。このアイロールを行なうときは、Vスポットをタッピングしつづける。
・キーワードのみをいう代わりに、センテンス全体をいう。

生の声　リネット

たぶんわたしは自己顕示欲が強いかなんかでしょう。センテンスを歌うのが好きです。だから、今やアパート中の人が――とまではいかなくても、少なくとも同じ階の両隣さんはわたしの恋愛の一部始終を知っています。ダニーが恋しくなるたびに、タッピングしながら世界中に聞こえるように「たとえ〈ダニーがわたしのもとを去った〉としても、勝ちはわたしのもの」って歌うんです。

評点が「B」や「C」で停滞したら

「A」に到達できないときは、空手スポットをタッピングしながら以下をいいます。

「たとえ〈この問題にしがみついていたいと思っている〉としても、わたしは自分を受け入れます」
「たとえ〈この問題に悩まされるのは当然の報いだ〉としても、わたしは自分を受け入れます」
「たとえ〈この問題を手放すのが恐い〉としても、わたしは自分を受け入れます」
「たとえ〈この問題がなくなったら落ち込む〉としても、わたしは自分を受け入れます」
「たとえ〈この問題を克服するとよくない影響がある〉としても、わたしは自分を受け入れます」
「たとえ〈まだこの問題の一部が残っている〉としても、わたしは自分を受け入れます」

自分の状況を客観的に評価し、今の症状にしがみついていたいと思う理由があるかどうか調べてみましょう。無意識の葛藤があり、そのせいで理由を見つけられないかもしれませんが、いずれにせよ、それもタッピングで取り除くことができます。上で提案したセンテンスすべてをひたすらいうだけで、成功を阻《はば》んでいる未知の障害は消滅します。

まだ「A」になりませんか？　では今度は、あごスポットをタッピングしながら、**「たとえ〈わ**

たしにこの問題を克服する資格がない〉としても、わたしはだいじょうぶ」といいましょう。

それでも「A」になりませんか？　では、口ひげスポットをタッピングしながら、**「たとえ〈この問題を完全に取り除くことはできない〉としても、わたしはだいじょうぶ」**、もしくは、**「たとえ〈この問題を完全に取り除くことはできない〉としても、わたしは自分を受け入れます」**といってください。

すばらしいことに、タッピングし、話し合い、これまでわたしが助言してきたことをすべて行なうと、あなたはそれまでずっと悩みの種だった否定的なつらい感情から自由になります。

生の声　キャラ

こんなに簡単だなんて、とても信じられません。先生にアドバイスしていただき、いろんなスポットをたくさん試しました。今は指を二本タッピングするだけです。本当にそれっきりです。症状が消えて、とても元気になりました。人づき合いができるようになり、人前で話せるようになり、成功することに罪悪感を感じないようになりました。精一杯やって、それで誉められたらいい気分になります、悪くないな、って。上司に誉められたら「どうも」といいます。以前は、からかわれてるんだとか、皮肉られてるんだとか思ってましたけどね。自分の指がどこかに行っちゃうことはありませんし、指をタッピングしてるのは誰にも見えません。だから、もうタッピングは必要ないんですけど、やれば安心できるんです。先生にはまたいつかお会いしたいです。どうもありがとうございました。

センテンスの工夫

センテンスの末尾はたいてい、「わたしは自分を受け入れます」か、「わたしはだいじょうぶ」です。でも、ときには、以下のような表現を使うと反応がよくなることがあります。

――こうした不快な症状は取り除くつもりだ。
――自分がすぐによくなることはわかっている。
――わたしには元気になる資格がある。
――わたしはすごい。

たとえば、「たとえ〈血を見るとパニックに陥ってしまう〉としても、わたしはだいじょうぶ」に反応しない人でも、「たとえ〈血を見るとパニックに陥ってしまう〉としても、わたしはすごい」には反応するかもしれません。自分にとって最適なセンテンスが見つかるまで、いろいろ試してください。

主旋律はかたちを変えて現れる

自分の状況のあらゆる面を知るのは、なかなか難しいものです。複数のセンテンスを必要とする状況はたくさんあります。タッピングで変えようとしている状況に集中し、それに含まれるあらゆる面を明らかにしようと努めてください。単純な問題だと思っていたことにも、数多くの観点があるかもしれません。アンドレアのケースはその好例です。彼女は母親の介護に強烈なストレスを感じてわたしのところにやって来ました。彼女の母親は介護施設に入っていて、施設のある町に住んでいる親族は彼女ひとりでした。アンドレアは既婚で、子供がふたりいて、フルタイムで働いていましたが、毎晩施設に母親を見舞っていました。夕食後、郊外にある居心地のいい自分の家を抜け出し、一五分ほど車を飛ばして母親に付き添うのです。彼女が三〇分から四〇分ほどベッドサイドにいる間、母親は彼女を非難し、叱りつけ、なぜ彼女の夫や子供たちもいっしょに来ないのかと問い詰めます。アンドレアはそれに耐え、それからまっすぐ家にもどると、子供たちの宿題を見てやり、その日の洗濯物を片づけ、翌日の用意をするのでした。

アンドレアがわたしに訴えた症状は怒りでした。なんとかやりくりして見舞いに行っているのに、母親がその苦労を理解してくれないことを怒っていました。そこで、**「母への怒り」**をキーワードに、**「たとえ〈母がわたしのことを怠慢だと思っている〉としても、わたしはだいじょうぶ」**というセンテンスを使ってタッピングしました。そのあとで、**「たとえ〈母に非難された〉としても、わたし**

は自分を受け入れます」も使ってみました。

怒りはタッピング後に少し和らいだものの、数分もするとぶり返しました。また腹が立ってきました、と彼女はいいました。そこで、今度は話し合いました。わたしはメモを取りながら彼女の話を聞きました。以下はアンドレアの言葉です。

「何もかもしようとすると本当にたいへんです。子供たちは宿題で忙しいし、あの子たちにはあの子たちの生活があります。夕飯の支度や掃除を手伝ってもらおうなんて思えません。夫は仕事からもどったときには疲れ果てています。勤務先が遠いんです。兄はコネチカットで事業を始めようとしていて手一杯だし、妹は五〇〇キロも離れたところで暮らしているので、母を見舞うことはできません。わたしはできるかぎりのことをやっているのですが、母は寂しくて、少し被害妄想気味にもなっています。わたしが母のものを盗みたがっていると、ときどき思うようです。盗みたくなるようなものなんて、母にはないのに……。わたしは四六時中腹が立ち、歯を食いしばり、こぶしを握りしめています。休む暇がありません。友人から、先生のタッピングが奇跡のように効いたと聞きました。わたしにも効きますよね？　どうか助けてください。このままではやっていけません。職場の同僚にも子供たちにも怒鳴りっぱなしだし、夫のことはほったらかしです。きっと何かがダメになります。でも、わたしがダメになるわけにはいきません」

アンドレアが話し終わると、わたしはメモを読んで聞かせ、感情的な含みをもつセンテンスがあればすべてタッピングするように指示しました。彼女が口にしたセンテンスはほとんどどれもタッピングが必要でした。実際にタッピングしたのは以下のとおりです。

「たとえ〈何もかもするのが本当にたいへんだ〉としても、わたしはだいじょうぶ」
「たとえ〈子供たちが手伝ってくれない〉としても、わたしはだいじょうぶ」
「たとえ〈夫が手伝ってくれない〉としても、わたしはだいじょうぶ」
「たとえ〈兄が手伝ってくれない〉としても、わたしはだいじょうぶ」
「たとえ〈妹が手伝ってくれない〉としても、わたしはだいじょうぶ」
「たとえ〈わたしがやってもいないことを母がわたしのせいにした〉としても、わたしはだいじょうぶ」
「たとえ〈休む暇がない〉としても、わたしはだいじょうぶ」
「たとえ〈短気を起こした〉としても、わたしはだいじょうぶ」
「たとえ〈ひとりになりたいと思った〉としても、わたしはだいじょうぶ」

アンドレアはいずれのセンテンスについても、空手スポットと誓いスポットから始めて、全スポットを順にタッピングしていきました。こう書くと、ずいぶんたくさんワークしたみたいですが、各センテンスにかかる時間は二分にもなりません。ふたつめ、三つめのセンテンスが終わるころには気分もよくなり、彼女はもう怒りは感じていないし、評点は「A」だといいました。しかし、母親を見舞うことを考えるようにいうと、評点はすぐに「C」になりました。そこで残りのセンテンスについてもタッピングすることにしました。どのセンテンスも必要だったのです。各センテンスが彼女の状況の別々の面を表わしていたからです。みなさんもタッピングするときには、ぜひとも

自分の状況のあらゆる面を詳細に調べてください。

おもしろいことに、ふたつめ、三つめあたりまでのセンテンスでとくに気持ちが和らいだのは、目の下スポットと鎖骨スポットをタッピングしたときでした。これらはいずれも怒りとイライラに効果のあるスポットです。それ以降のセンテンスでは、小指スポットのタッピングに即効性があったそうです。小指スポットは激怒によく効きます。また、短気についてタッピングしたときは、眉じりスポットがよく効いたそうです。短気は眉じりスポットによく反応します。

主旋律の意外な展開

ゲアリーがわたしを訪ねてきたのは、離婚を迫られている男という自分の新しい境遇に順応するのに助けが必要だったからです。スージーとの結婚生活は八年つづきましたが、ある日、彼女は上司と恋愛関係にあることを打ち明け、離婚してほしいといい出しました。寝耳に水でした。妻の情事にまったく気づいていなかったのです。彼は怒りました。落ち込みました。そして、何よりも打ちのめされました。かつて独身生活にはなんの魅力も感じていませんでしたが、今はなおさらです。

ゲアリーにはありったけの助けが必要でした。わたしとしても、「**初めまして**」に始まり、「**もうお会いすることはないでしょう**」で終わるいつもの即効法で治療するのではなく、何度か予約を入れてもらう必要がありました。彼には情緒面でのサポートが必要でしたし、置かれた状況のもつ数多くの面に取り組む必要もありました。もしわたしが訓練と経験を積んだ心理療法士でなかったら、タッピング・セッションを繰り返す一方で、別の専門家のもとにも彼を差し向けたことでしょう。

さて、最初のセッションでは、「**たとえ〈妻がわたしを裏切った〉としても、わたしはだいじょうぶ**」と、「**〈妻が離婚を望んでいる〉としても、わたしはだいじょうぶ**」を使ってタッピングしました。キーワードは**妻**で、評点はすぐ「F」から「A」になりました。が、予想に違《たが》わず、二週間後にやって来た彼からは、自分と別れようとしている妻のことを考えたら「D」になったという報告がありました。

そこで今度は、「**たとえ〈自分が妻にとって添い遂げたいと思う相手ではない〉としても、わたしはだいじょうぶ**」を使ってタッピングしました。奥さんがこの人ならと思ってゲアリーと結婚したこと、上司とのことがあってから彼女の気持ちが変化したことについて、わたしたちは少し話し合いました。ゲアリーはいくらか気持ちが楽になり、二週間後に次の予約を入れて帰っていきました。

次のセッションにやって来たゲアリーはいいました。

「妻がもう自分を求めていないとわかったので、わたしも心底から彼女を求めていないと認めることができます。実はここ何年か、妻への思いはそれほどでもなくなっていました。それどころか、もし今日彼女に初めて会ったとしても、彼女と付き合いたいとは思わないでしょう」

そういうわけで、最後のタッピングに使ったセンテンスはこれまでとは内容が一変し、「**たとえ〈妻をもう愛していない〉としても、わたしはだいじょうぶ**」でした。ここにいたってゲアリーは自分が離婚に動じていないことを知り、自分でも驚いていました。彼は今後のことを考え始めました。

複雑な状況

状況が複雑なら、それに関するあらゆる面を特定し、各々についてタッピングしてください。と

欲求不満・短気　ホット　スポット

眉じりスポット

は——片方でも、左右両方でも——欲求不満や短気に悩んでいるとき有用です。

きには、問題となっている可能性のある事柄をリストに書き出すのも役立ちます。また、友人やカウンセラー、家族の誰かと自分の状況について話し合うことが役立つこともあるでしょう。心のなかから情報を掘り起こせば掘り起こすほど、タッピングの精度が増し、したがって治りも早くなります。

ほどなく問題の状況は永遠に終わりにすることができるでしょう。

キャラハン博士のガミュート治療

思考場療法（TFT）の第一人者である心理学者ロジャー・キャラハンは、九つのステップから成る治療を「ナイン・ガミュート治療」と呼び、これをタッピングに組み入れると、治療効果はさらに上がると信じています。わたしの経験では、多くのクライアント、いえ、ほとんどのクライアントが「ナイン・ガミュート」治療を使うまでもなくよい結果を出しています。しかし、「A」に到達するのに何かもうひとつ助けがほしいというときのために、キャラハン博士のガミュート治療をわたし流にアレンジしたものを以下にご紹介します。全スポットを順にタッピングする完全版をひととおり終えるたびに、以下の手順をたどり、そのあとでもう一度完全版をやってみてください。

・まず**Vスポット**をタッピングします。このあと全過程を終えるまで、このVスポットはタッピングしつづけます。

・次に目を閉じ、数秒したら目を開けます。
・頭を動かさないようにして**足元**に目を落とし、つづいて**右下**を見ます。
・再び視線を**足元**にもどしてから**左下**を見ます。Vスポットはタッピングしつづけます。
・ここであなたの前に時計があると思ってください。まず文字盤の「12」を見ます。つづいて、「1、2、3……11、12」と数字をたどり、**目をぐるり**と一回転させます。はい、いいですよ。
・今度は**反対周り**に目を回転させます。「11、10、9……2、1」と文字盤の数字をたどって「12」にもどってください。
・つづいて数秒間**ハミング**をします。「ハッピーバースディ」でも「アルプス一万尺」でも、あなたの好きなポピュラーソングでもかまいませんので、それをほんの少しハミングしてください。五秒もすれば充分です。ハミングの間もVスポットのタッピングはつづけてください。
・ハミングがすんだら、「月、火、水、木、金、土、日」と**曜日**をいいます。
・最後に再び数秒間**ハミング**をします。

これで九つのステップは完了です。もう一度いつもの完全版のタッピングを行なってください。それがすんだら、動揺の度合いを採点してみましょう。ゴールの「A」に楽々到達するはずです。換言すると、ほんの少し前にあれほどひどい動揺を引き起こしたまさにあの出来事について考えても、もう動揺することはないということです。その状況について考えても、もう感情的な反応は起きないということです。それどころか、そもそもなぜあんなことで悩んでいたのかとさえ思うかもしれません。

とても頭の悪いクマの身になってごらんなさい。ときに、なにかかんがえついたとしても、そのかんがえが、じぶんのなかにあるうちは、とてもいいかんがえらしく見えながら、いったんあかるみにもちだされて、みんなにながめられてみると、まったく違ったようすになってしまうことがあるのです。——A・A・ミルン『クマのプーさん　プー横丁にたった家』（石井桃子訳　岩波書店）

センテンスの例

センテンスは、どういう言い回しをするかが重要です。センテンスに使う言葉に細心の注意を払うことによって、タッピングを微調整することができます。以下に有用なセンテンスの例を挙げました。あなたに役立つものがあるかもしれません。

「たとえ〈[　　]について ひどく動揺している〉としても、わたしは自分を受け入れます」
「たとえ〈[　　]について ひどく気分が悪い〉としても、わたしはそれを乗り越えていきます」
「たとえ〈本当に愚かなことをした〉としても、わたしはだいじょうぶ」

「たとえ〈本当に愚かなことをした〉としても、わたしは自分を許します」
「たとえ〈自分のしたことについて責任を取り、罰を受けなくてはならない〉としても、わたしはだいじょうぶ」
「たとえ〈今は頭が混乱している〉としても、わたしは自分を受け入れます」
「たとえ〈以前は［　　］と考えていた〉としても、今は本当のことがわかっている」
「たとえ〈今は頭が混乱している〉としても、これはすぐに単なるぼんやりした記憶になるだろう」
「たとえ〈［　　］が起こった〉としても、わたしにとってそれはもう重要ではない」

念を入れる

タッピングが功を奏し、幸せにもゴールに到達すると、かつてあれほど苦痛に感じていた状況について考えても動揺しないでいられるようになったことがわかります。その考えや記憶が消えるわけではありません。しかし、それはたいしたことではないと思えるようになるのです。どうしてあんなに長い間あの状況に動揺していたのかと不思議に思ったりもするでしょう。

生の声　ダナ

もう一度大学をやり直せるものならやり直したいです。大学に通った五年間――ええ、余分にかかりました――わたしのしたことといえば、おじのことを考え、おじが長年にわたっていかに私を性的に虐待しつづけたかを考えることだけでした。そんなふうに過去と性的虐待のことを考えつづけたせいで、わたしは喜びを感じることがなくなりました。今はもう、そのことを考えることさえめったにありません。心をよぎることはあっても、以前のようにそのせいで自分がめちゃくちゃになることはなくなりました。おじは変質者だとわかったし、すでに罰を受けていることもわかっています。今考えていて一番楽しいのは、眉じりスポットと目の下スポット、わきの下スポット、鎖骨スポットのもつ魔法の力です。わたしはこのタッピングをまずひととおりやり、次にナイン・ガミュートをして、またタッピングをします。最近では、実際にするのは月に一度くらいでよくなりました。つまり、タッピングするのは、いとこたちに会いに行くときだけってことです。

否定的な感情から解放された状態を確実に維持するには、**問題の状況に関するすべての面を検討**することが大切です。ありとあらゆる角度から調べることです。そのようにしてタッピングを行なえば、感情の痕跡は完全に消えてしまうはずです。その出来事と情緒的反応とのつながりが断ち切られるからです。あなたにすばらしい治癒をもたらすのはあなた自身です。あなたの行なうタッピングがあなたの脳内を配線し直し、心のありようを根本的に変えます。つまり、この変化がそれま

での思考と感情とのつながりを粉砕《ふんさい》するのです。

問題の状況のあらゆる部分について自分がどう考えているかを思い起こし、各部分について、各切り口について、未解決の感情が残っていないかをしっかりチェックしてください。ほんの少しでも残っていたら、その部分についてとにかくタッピングしてください。テストやチェックを恐がってはいけません。念入りにチェックすれば、適切な視点からさらにタッピングすることによって、未解決の弱点を強化することができます。

わたしのクライアントのハリーは初老の男性で、最近重い合併症を患いました。彼には体に関する強迫観念があり、主治医はそろそろハリーもそれを乗り越えるべきだと考えていました。しかしハリーはいつまでも自分の健康状態を心配していて、日に数度も主治医に電話を入れ、軽い異常や、呼吸や歩行、食欲、消化、睡眠パターンについて気づいたことを報告するのでした。主治医はハリーにわたしのところで主流医学の心理療法を受けるよう勧めました。わたしは別のことを考えました。

ハリー　いやあ、この歳まで生きてきて、精神科医（shrink）には一度もお世話になったことがないんですよ。今さらどうして診てもらわなくちゃいけないのか、よくわかりません。
ロベルタ　そうでしょうとも。ともあれ、精神科医がするように心配でふくれ上がった頭を小さくして（shrink）、なんてことはしないでおきましょう。代わりに、なぜそんなに自分の健康状態が気にかかるのか、理由を考えてみましょう。

ハリー　からかっておられるのかな？　三週間も入院してごらんなさい、誰だってそうなります。

ロベルタ　それはそのとおりです。でも、退院してもう六週間でしょう？　そこまで用心しなくてもいいはずです。そろそろ普通の生活にもどっていいころです。

ハリー　それは無理ですな。一度いかれた体です、またいかれないともかぎりません。

ロベルタ　わたしにちょっと考えがあります。あなたとあなたの主治医が、これは深刻な徴候《ちょうこう》だと合意している危険信号があると思いますので、それを特定しましょう。そうすれば、そうした症状のない日は楽しめるし、神経質にならないですみます。これには賛成ですか？

ハリーは賛成しました。わたしたちは彼の内科医と連絡を取り、数日後、危険信号のリストがわたしのもとに届きました。ハリーは再びわたしを訪れ、いっしょにそのリストを検討しました。リストには、すぐに助けを呼ばなくてはならない症状が具体的に書いてありました。リストはかなりの長さで、ハリーはそれを喜びました。

ハリー　たいしたリストですな。が、ここに書いてあるようなことがひとつも起こらない日々がつづいていってほしいと心から思います。

ロベルタ　そういうことで悩むのをやめられるようになりたいですか？　治療が必要かもしれないと考えてパニックに陥ったりすることなく、ごく普通の生活をしていきたいですか？

ハリー　もちろんです。そうできたら、どんなにかいいでしょう。しかし、この体に関する医学情報を頭から追い出すことはできません。

ここでわたしはタッピングの概念と、彼の状況にはきわめて多数の面があると思われるという点を彼に説明しました。わたしたちは話し合い、以下のセンテンスを考え出しました。

「たとえ〈体に裏切られたことがある〉としても、わたしはだいじょうぶ」
「たとえ〈自分に完全な主導権がない〉としても、わたしはだいじょうぶ」
「たとえ〈息子やその新妻に頼らなくてはならなかった〉としても、わたしはだいじょうぶ」
「たとえ〈病院の雰囲気が刑務所のようだ〉としても、わたしはだいじょうぶ」
「たとえ〈主治医が電話の返事をすぐくれない〉としても、わたしはそれに対応できる」
「たとえ〈かつての自分のようにはけっしてならない〉としても、わたしはだいじょうぶ」

ハリーにもっともよく効いたスポットは小指スポット、鎖骨スポット、わきの下スポットで、そのあとナイン・ガミュート治療を行ない、さらにもう一度、小指スポット、鎖骨スポット、わきの下スポットをタッピングしました。

小指をタッピングしていると、怒りが体の外に抜けていくように感じられ、鎖骨をタッピングしていると、不安が消えていくように感じられたとハリーはいいました。何よりもハリーが喜んだのは、長期にわたる心理療法をしないですんだことではないかとわたしは思っています。彼のケアは二回のセッションで終わりました。

結果が出ない場合

使うタッピング・スポットやタッピングの手順は変更してかまいません。**あなたの体と心は唯一無二のものであり、あなたの行なうタッピングにはその独自性が反映されます。**

本書の提案は手引きであり、必ずしも完全な公式ではないことを憶えておいてください。タッピングはほとんどの人に効きます。ただ、ごくまれにはタッピングの効かない人もいます。特定の抗生物質には反応しない人がいたり、外科手術を受けても症状が治癒しない人がいるのと同様に、タッピングを最適な治療法としない人がいるのです。もしあなたがそういう人なら、主流医学のメンタルヘルスの医師に治療してもらってください。元気になるまで、できるだけ多くの医師に相談しましょう。あなたには症状から解放される資格がありますし、遅かれ早かれそうなるでしょう。最初に試した治療法がタッピングなら、費やす時間も支払う治療費も少なくすみ、薬の服用もなかったわけですから、あなたはラッキーです。ともあれ、フリーサイズはたいていの人に合っても、あらゆる人に合うわけではないということを肝に銘じておいてください。ですから、もしよくならない場合は、賢明に判断し、いつまでもタッピングに固執しないことです。

効果が出ないとき　ホットスポット

両手を使って

眉がしらスポット
眉じりスポット
目の下スポット
鎖骨スポット

をタッピングすると、効果に大きな違いが出ることがあります。

わきの下スポット

も左右同時にタッピングしてみましょう。この場合は、親指でタッピングするか、両腕を体の前で交差させてタッピングします。

まとめ　お忘れなく

タッピングには多くのバリエーションがあります。きっとあなたにぴったりのものがあります。効果を高められそうなことはすべて試してください。とくに、アイロールとナイン・ガミュート治療はぜひお試しください。また、水をたくさん飲むことも大切です。

9 子育てのSOSに

わたしはごく普通の母親で、自分の子供のなかにあまり幸せではないと思っている子がいれば、その子と同じ程度にしか幸せな気持ちになれません。子供や孫の誰かがつらい思いをしていれば、わたしもつらく思います。そして、その子の苦しみが終わるよう心から願います。あなたが親なら、こうした気持ちはおわかりでしょうし、何度魔法の力があったらいいのにと思ったことか、その辺もおわかりでしょう。もしあなたが小児科の医師や看護師なら、しょっちゅう魔法の力がほしいと思う気持ちはやはりおわかりだと思います。

ですから、タッピングが赤ちゃんや子供にもまさに魔法のように効くと知れば、きっと嬉しいはずです。子供とともに暮らしているにせよ、子供を相手に仕事をしているにせよ、そうした子供のためのタッピング・テクニックを学べば、おおいに役立ちます。結果が早く出るのも嬉しいですが、それだけではありません。治療費は手ごろですし、子供に薬を飲ませなくても変化を起こせるのですから、こんなに嬉しいことはありません。

原因を知る

言葉を話せない乳幼児の場合、タッピングを始める前に、不機嫌の原因をはっきりさせなくてはなりません。なぜ泣いているのかがわからないのに、泣きやませるためにタッピングをしてはいけません。タッピングすれば赤ちゃんの涙は止まりますが、もし薬を必要とする耳の感染症が原因で泣いていたとしたら、どうなるでしょう？　あるいは、抗生物質が必要な連鎖球菌性咽頭炎が原因だったとしたらどうでしょう？　まず医師に診せてください。なぜ泣いているのかがわかるまで、タッピングしてはいけません。

よちよち歩きの子供が転んで膝《ひざ》をすりむいたという理由で泣いているだけだとわかっていて、傷の手当もすんでいるなら、タッピングでさっと苦痛を取り除いてあげてかまいません。

以下はそのやりかたです。

膝《ひざ》に赤ちゃんを抱き、優しく、愛を込めて、空手スポットをタッピングします。赤ちゃんが落ち着くような言葉をかけながら、一〇秒ほどタッピングしてください。**大好きよ**、**おお**、**よし**、**よし**といった言葉や子守歌の一節などを繰り返すだけで、よく効きます。また泣き出したら、またタッピングします。たぶん一〇秒ほどのタッピングを数回は繰り返す必要があるでしょう。赤ちゃんへのタッピングは**指を一本だけ**使って行ないますが、タッピングするあなたからすれば、指は二本使ったほうが楽かもしれません。それでもだいじょうぶです。たいていの赤ちゃんはふつう一分もしないうちにすっかり満足してくれます。

赤ちゃんへのタッピング

ほとんどの赤ちゃんが空手スポットのタッピングにすぐ反応します。泣きじゃくっていた赤ちゃんが、タッピングが始まるとパタッと泣きやむのをわたしは何度も見てきました。

ニュージャージーのデイケア・センターで行なわれた非公式な実験では、二グループに分かれたベビーシッターたちが、一方では泣いている赤ちゃんを膝《ひざ》に抱き上げ、言葉をかけてなだめようとするのに対し、もう一方では、泣いている赤ちゃんを抱き、言葉でなだめるだけでなく、空手スポットにタッピングを行ないました。わたしはこの実験を観察していたのですが、後者グループの赤ちゃんはみな泣きやみました。しかし、なだめてもらっただけでタッピングは受けていない前者グループの赤ちゃんは、数人の泣き方が弱くなったものの何人かは泣きつづけ、完全に泣きやんだのはたったひとりでした。

また、似たような条件で行なった別の実験では、ひどくむずかっていた自分の赤ちゃんにタッピングを試みた親御さんたちがよい結果を得ていました。赤ちゃんたちはベビーベッドや揺りかごに寝かされていましたが、空手スポットや鎖骨スポットをタッピングしてもらうと、ほとんどがすぐに泣きやみました。上記の実験の状況は米国保健機関の厳しい基準を満たしていないため、せっかくのすばらしい結果も、全保育者、全小児医療従事者に必ずしも知らされるわけではありません。

でも、あなたは今、魔法を知ったのですから、今度はあなたがそれを広める番です。泣いている子供を抱き上げたら、とにかくタッピングをやってみて、何が起きるか見てください。目を丸くすることでしょう。

赤ちゃんへのタッピングは優しくしなくてはなりませんし、話しかける声の調子も穏やかでなくてはなりません。タッピング・スポットに軽く触れるくらいで充分であり、本格的なタッピングは必ずしも必要ないのかもしれません。親御さんや小児科の看護師からは、タッピング・スポットを優しくさすると非常に効果的だという報告もあります。膝に抱かれた赤ちゃんや幼児はすぐに反応を示し、あなたは苦しんでいる子供を楽にしてあげられる方法があることを知って大きく安堵することでしょう。赤ちゃんは自分にささやいてくれる人——落ち着いた声でなだめ、励ましてくれる愛情に満ちた人——に反応します。

生の声　キャロル

暑かった去年の夏のある日、ジュリアは機嫌を損ね、スイミング・クラブにいる間ずっと泣きつづけました。それを恥ずかしいことだと思わなくていいのはわかっていましたが、それでも恥ずかしくてたまりませんでした。周りの家族連れの子供たちはみな躾が行き届いていて、きっとわたしはダメな親だと噂されるようになるんだろうなと思っていました。

わたしは必死の思いで先生から教わったことを思い出し、ジュリアを膝に乗せ、彼女に話しかけながらタッピングをしました。教わったとおりに同じリズムで繰り返し話しかけるようにし、ジュリアの鎖骨スポットとわきの下スポットと手のスポットをタッピングしたんです。手については、空手スポットとVスポットを何度も交互に軽く叩きました。その日、タッピング以降ジュリアはもう泣くこともなく、わたしは自分のこともずっとましに思えるようになり、おかげでリラックスして一日を楽しめました。

赤ちゃんに話しかける

こうした乳幼児はまだ言葉を理解しませんが、感情は容易に伝わります。あなたの愛情やいたわりは赤ちゃんの無意識の心に拾い上げられ、癒しを促します。経絡心理療法のプラクティショナーには、相手がたとえ赤ちゃんでも、直面している問題について話すべきだと信じている人がたくさんいます。彼らの信じるところに従えば、あなたの言葉は、赤ちゃんが抱いていると思われる感情に普通に届けられています。ですから、赤ちゃんのタッピング・スポットを叩いたりさすったりするときは、以下のような言葉かけをするといいでしょう。

「たとえ〈ご機嫌ななめだ〉としても、あなたはとってもかわいいわ」

「たとえ〈車ではいつも泣く〉としても、あなたはとってもいい子よ」
「たとえ〈ベビーベッドが大きらい〉でも、きみはぼくの大切な赤ちゃんだよ」
「たとえ〈疲れて泣いている〉としても、きみはとってもお利口だよ」

全スポットのタッピングをすべて試してみて、たいていの乳幼児には空手スポットと鎖骨スポットのタッピングだけで充分だということに合意できるかどうか、鎖骨スポットのタッピングさえ必要ない赤ちゃんもいて、とにかく空手スポットに効果があるのだということに合意できるかどうかを調べてみましょう。

上着の破れはすぐに繕えるが、きつい言葉は子供の心をずたずたにする。
——ヘンリー・ウォズワース・ロングフェロー

自分自身もタッピングしてみよう

むしゃくしゃしているときに、手に負えない子供の面倒を見るつらさが重なると、つい「静かになさい、じゃないと、ぶつわよ」などと叫びたくなるかもしれません。どうかそんなことはせずに、自分自身をタッピングしてそのひどいイライラを鎮めてください。次のようなセンテンスを使ってタッピングすると、落ち着きます。

「たとえ〈あの子が二時間も「いやいや」といいつづけている〉としても、わたしはだいじょうぶ」
「たとえ〈どうやってあの子を寝かしつけたらいいかわからない〉としても、わたしはだいじょうぶ」
「たとえ〈この三週間、自分のための時間がこれっぽっちも取れないでいる〉としても、わたしはだいじょうぶ」
「たとえ〈今日は二歳のあの子が何度もかんしゃくを起こしている〉としても、わたしはだいじょうぶ」

タッピングするときは、あなたにも愛を込めてタッピングしてもらう資格があるのだということを思い出してください。多くの人たちがストレスを減らすのにとくに役立つと感じているのは、目の下スポット、わきの下スポット、鎖骨スポットです。この三つのいろいろな組み合わせを試し、さらにあなたに効くスポットが別にあれば、それも追加しましょう。

TATポーズ

一九九〇年代、カリフォルニアの鍼師《はり》タパス・フレミングは患者の経絡上のさまざまなツボに触れるだけで鍼《はり》は使わない治療法を試しました。そして、顔と首の特定のツボに触れながら的確な言葉遣いをすることによって、トラウマになるほどのストレスや感情に由来する他のストレス、アレルギーをも軽減する方法を開発しました。TAT（タパス・アキュプレッシャー・テクニック）と名づけられたこの方法は、心を落ち着かせる方法として、赤ちゃんや子供に効果を発揮します。あなたの赤ちゃんにも試してみてはどうでしょう。TATの用語は必ずしも使う必要はありません。赤ちゃんの頭を今から述べるTATポーズにし、あなたなりの慰めといたわりのセンテンスを使って行なえばいいのです。

TATポーズを説明しましょう。まず赤ちゃんを膝に乗せ、片手を赤ちゃんの後頭部に当てます。親指は頭蓋骨基底部の髪の生え際に置き、小指は親指の上方、頭蓋骨の真ん中あたりに置き、頭を手の揺りかごに乗せる感じにします。つづいてもう一方の手のひらで、赤ちゃんの額と目の上半分を覆います。そうです。では、あなたなりの慰めの言葉を使って、赤ちゃんに話しかけてください。センテンスは「たとえ〜としても」を使い、「あなたが大すき」で終わることもできます。たとえば、**「たとえ〈泣いている〉としても、あなたが大すき」**、**「たとえ〈あなたのおかげでわたしがつらい思いをしている〉としても、あなたが大すき」**などです。あるいは、いつもお子さんを元気づけるときに使っている言葉をいうだけでもかまいません。

こうするとどんな感じがするのか知りたいなら、上記のやりかたで自分の後頭部に片手を置き、もう一方の手の手のひらで目の上半分を覆います。手が眉がしらスポットと眉じりスポットの近くにあることを確認してください。その手を丸めてカップ状にし、二本の指――たぶん親指と薬指――で眉がしらに触れます。次に、その二本の間の指を使い、額の中央、鼻のやや上を押えます（これは大人バージョンですから、赤ちゃんにはお勧めしません。赤ちゃんバージョンよりも強く作用するため、赤ちゃんに負担がかかってしまうかもしれないからです）。そして、このポーズのまま、自分に語りかけてください。悩んでいる状況がどういうものであれ、それへの対処に役立ちそうな有意義な言葉を自分にかけてあげましょう。これがあなたに効くなら、結果はすぐに現れます。

フレミングの研究からわかるのは、両手を正しいポーズに設定した状態で、適切な言葉をかけると、心はおおいに落ち着き、大きな癒しが発生するということです。自分自身にも、赤ちゃんや子供にも試してみてください。これは、経絡療法を基盤とするエネルギー心理学のもうひとつのテクニックを学ぶよい機会です（TATの詳細はインターネット上の情報等もご参照下さい）。

歩いたり話したりできるようになった子供

子供はもう少し成長すると、タッピングをおもしろがるようになります。結果がすぐ出るのが嬉しいからです。それに、大人は人目のあるところでタッピングするのを恥ずかしく思うことがありますが、子供はそんなことがないどころか、むしろ聞いてくれる人、見てくれる人があるなら、自分の新しいタッピング・スキルを誰にだって見せびらかして楽しみます。

幼い子供がもっともタッピングのお世話になるのは、離別の不安と暗闇に対する恐怖を克服するときです。大きな子供になると、テストの不安やスポーツの成績に対する不安の処理、いじめ対策としてタッピングが必要になります。それに当然ながら、トラウマにさらされた子供たちはみな、自分の苦難に関わる情緒的な苦痛を取り除くためにタッピングを必要とします。

赤ちゃん同様、子供も全タッピング・スポットを使う必要はないでしょう。たいていは空手スポットとVスポットだけでうまく対処できます。しかし、理由はよくわかりませんが、少女の場合は鎖骨スポットも役立つことにわたしは気づきました。もう一点気づいたのは――これについては他の人からも報告を受けていますが――子供が他の子供に関する問題についてタッピングする場合、各指のスポットがもっとも効果的だということです。もちろん、あなたがいっしょにワークしている子供たちには、全スポットへのタッピングをいつでも勧めてあげてください。

たいていの子供は自分でタッピングをしたがりますが、小さい子のなかには、最初はやってもらい、どこをタッピングするかを正確に教わりたいと思う子もいます。甘えん坊で、親の膝に抱かれてタッピングしてもらいたいと思う子もいます。赤ちゃんのように振る舞いたがってもばかにされない数少ない機会ですし、むしろぜひお父さんやお母さんの膝に座らせてあげてください。

子供にタッピングを教える

あなたのお子さんは、あなたが自分でタッピングするのを見て、もうタッピングに興味津々になっているかもしれません。よいことです。お子さんだって、どれが自分のベスト・スポットかを知りたいと思うでしょうし、あなたにはその答えがわからないと知ったらおもしろがるでしょう。ベスト・スポットを見つけるのはお子さん自身の仕事です。

問題を見きわめる

学校から帰ってきたお子さんが不機嫌でイライラしていたら、学校でいやなことがあったのだとわかります。「何があったの?」と訊けば、先生がフェアじゃないとか、誰それがいじめるとか、体育で恥かいたんだとか、話してくれるでしょう。こんなときこそ、そうした出来事で感じる悲しさを魔法のように消してしまう新しい手を知ってるんだけど、といってあげましょう。子供が興味を示したら、紙と鉛筆を用意し、このあとでする質問に対する子供の答えを記録しておきます。いやな気分になった原因として、少なくとも三つ――先生、いじめ、体育の授業――はすでに明らかになっていて、その観点からタッピングができることがわかっています。それぞれの観点から、出来事についてできるだけ多くの詳細を聞き出すようにし、その答えを書きとめて、後々最適なセンテンスを作るときに役立てましょう。以下は質問の例です。

・今日の出来事で、最悪だったのはどんなこと?
・今日の出来事で、一番ショックだったのはどんなこと?
・今日の出来事から、前にも似たようなことがあったなと思い出すことはある?
・前にも同じような気持ちになったことはある? いつ?
・誰が何を誰にいったの?

内容を知れば知るほど、タッピングに使えるセンテンスをたくさん作れますし、そうすればお子さんがタッピングから恩恵を受け、動揺を完全に乗り越える可能性も高まります。おまけに、子供は今後の出来事に対処するための回復力を身につけることにもなります。

苦痛の大きさを判断する

問題が特定できたら、次は、子供がどれだけ不幸なのかを判断します。子供の苦痛の大きさを判断するのに、大人が使う評価システムを使うのは感心しません。子供はそれでなくても、「F」を取ったらどうしよう、なんとかして「A」を取らなくちゃ、などと、充分評点には悩まされていますから、これ以上心配の種を増やしてはいけません。しかし、タッピングのやめどきや、タッピング・スポットやセンテンスの変更どきを知るためにも、子供の苦痛の大きさは知っておきましょう。

わたしの診察室では、子供が自分の動揺レベルを示しやすいように、大きな容器にさまざまな大きさのボールをたくさん用意しています。綿ボールもあれば、ピンポン球、テニスボール、サッカーボール、大きな赤のビーチボールもあります。子供のクライアントには、問題の状況についてどれだけいやな思いをしているのか、その大きさにぴったり合うボールを選んで教えてほしいと頼みます。たとえば「どれくらい恐い思いをしたの？　この大きなビーチボールくらい？」というよう

赤ちゃんや子供に　ホットスポット

赤ちゃんや子供は、**空手スポット**や**Vスポット**のタッピングで落ち着くことがよくあります。センテンスは必ずしもいう必要はありません。ときにはハミングしたり歌を歌ったりするのも効果的です。

に訊ねます。そして、「じゃ、タッピングして、それを綿ボールくらいに小さくしましょうね。もっと小さくしましょうか。そうなったら小さすぎて、きっと虫メガネがなかったら見えなくなっちゃうわね」などとつづけます。

ほかには、紙一枚一枚にいろいろな顔を書いておくという方法もあります。紙は工作用紙や厚紙が適しています。顔は、不幸から幸福までの段階を示す表情を——口をひん曲げている顔から大きくにっこりした顔まで——数種類用意するといいでしょう。三〜四枚もあれば充分です。目標は、子供が心からの笑顔になることです。いろいろ工夫してみてください。子供の進み具合を判断するよい方法がきっとみつかるはずです。

正看護師のパトリシア・フレンチ・クリリィは、子供の場合、「問題」という言葉は使わずに、「困っていること」という言い方をするほうがいいといっています。「そうすれば、『何が問題なの?』とか、『どんなところがダメなの?』といったいかにも否定的な質問をしないですみます。『どうして困ってるの?』と訊ねるほうが響きが優しく、威嚇《いかく》する感じも少なくなります」

七歳から一〇歳くらいまでの子供の場合、わたしは苦痛レベルを判断するために、自分が考案した評価法「椅子に立ってもいいよ」を使うことがあります。まずわたしが床と天井の間のさまざまな高さを示すのを子供に見てもらい、次に、自分が今どのくらい不安かを高さで示すよう子供にいいます。わたしは爪先立ちになり、できるだけ上に腕も伸ばして、「これは心配や不安がものすごくいっぱいあるってことね」といいます。つづいて床すれすれに身をかがめ、手は床上数センチのところで床と水平にして前に突き出し、「これは心配や不安がほんのちょっぴりってことね」といいます。そして、これからここでワークしようと思っている状況のせいでどれくらい不安になっているかを示してほしいと頼みます。子供には、「椅子に立ってもいいよ」といい、このためにだけ用意した頑丈な古椅子を診察室に引っ張ってきます。子供たちはこれをアクティビティとして楽しみ、これによって力づけられたように感じ、熱心にタッピングをして、次の心配の位置を見きわめて示そうとがんばります。

センテンスを作る

まず、センテンス後半の言い回しをふたつ、三つ、お子さんと相談して決めるところから始めましょう。リラックスして大きな声でいえるような好ましいものを見つけてください。以下は、一般的に子供に効果のあるものです。

――ぼくは自分が大好き／わたしは自分が大好き。
――ぼくはいい子／わたしはいい子。
――ぼくって、かなりすごい／わたしって、かなりすごい。
――ぼくは最高の男の子／わたしは最高の女の子。
――ぼくはいい人／わたしはいい人。
――ぼくは今の自分が好き／わたしは今の自分が好き。

――**ぼくはうまくやる／わたしはうまくやる。**

お子さんといっしょに、こうしたセンテンスをいう練習をしてください。

つづいて紙と鉛筆にもどり、問題の一側面――たとえば、先生がフェアじゃないこと――を選び、センテンスを作り始めます。まず以下のようなものができあがるかもしれません。

「ぼくはカンニングなんかしていないのに、ランドル先生はしていたといった」
「授業でランドル先生に一度も当ててもらえない」
「ランドル先生はえこひいきしていて、ぼくはひいきされる生徒のなかに入っていない」
「ランドル先生は宿題を出さないといっておいて約束を破った」

これらのセンテンスを、子供がすらすらと読めるような紙に書きます。次に、各センテンスの頭に「たとえ」、末尾に「としても」を書き加えてください。けっこうです。今度は、先ほど作ったセンテンス後半のリストから、適切なものを子供に選んでもらいましょう。

さあ、これで、お子さんが学校で味わった不幸について、この観点からタッピングするときのセンテンスがいくつか用意できたはずです。代表的なセンテンスは、「**たとえ〈授業でランドル先生に一度も当ててもらえない〉としても、ぼくはいい子だ**」でしょうか。

キーワード

いつもセンテンス全体をいわなくてもいいように、各センテンスを思い出させる短い言葉をお子さんに考えてもらってください。上のセンテンスの場合、**ぼくを無視する**が効果的でしょう。

誰がタッピングするか

九歳のザカリーは夜寝つけないといって、母親といっしょにわたしに助けを求めてきました。偶然にも、まさにその同じ日、八歳のジョゼフも母親といっしょに同じ問題を抱えて予約を入れていました。興味深いことに、ジョゼフは自分でタッピングしたいといい、ザカリーは母親にしてほしいといいました。ふたりとも、目の下スポット、わきの下スポット、鎖骨スポットによく反応しました。ふたりのセンテンスは、**「たとえ〈なかなか寝つけない〉としても、ぼくはスーパースターだ」**でした。ふたりの母親に追跡調査をしたところ、ジョゼフはもうあっという間に寝入るようになっているとのことでした。ザカリーは毎晩母親にタッピングしてもらわなくてはならないけれど、タッピング後はすぐに眠ってしまうそうです。子供はふつう、親にタッピングしてもらってリラックスしたいのか、自分でちゃんとしたいのかがわかっています。どちらを好むかは年齢よりも性格に関係しているのではないかとわたしは思っています。

タッピング・スポットを覚える

ここでもう一度お子さんに苦痛のレベルを示してもらってください。それがすんだら、あなたの体の全スポットを順にタッピングしていき、お子さんには、あの出来事でどれだけ不安になったかを考えながら、自分の体で同じようにタッピングしていくようにいいます。センテンスやキーワードはお子さんといっしょにいってください。空手スポットと誓いスポットではセンテンス全体をいい、そのほかのスポットではキーワードをいいます。ひととおり終わったら、再び苦痛のレベルを示してもらってください。たぶん気分はずっとよくなっているはずです。タッピングはあらゆる角度から行ないます。お子さんが味わった不快はどんなに小さなことでもタッピングしましょう。

子供といっしょにタッピングすることで、その子にとってのベスト・スポットを見つけてあげられます。また、子供の問題にほかの子供が関わっている場合、ふつう指のスポットは、全部とはいわないまでも、いくつかはタッピングしなくてはならないことを憶えておいてください。

生の声　シンシア

タッピングしていただこうと思って、わたしが息子を先生のところに連れてきたとき、夫はわたしの頭がおかしくなったと思いましたし、小児科医は症例リストからわたしを削除すると脅しました。ジョシュはそれまで本当に長い間苦しみつづけ、数え切れないほどの精神科医に診てもらったのに、なんの改善もないままでした。わたしたちはロベルタ先生に会い、タッピングのやり方を説明してもらいました。それ以来ジョシュは一日も学校を休んでいません。放課後の居残りもなくなりました。帰宅して錯乱状態になることもありません。あの子は実際、とてもいい子なんです。あの子は本当はいい子だって、わたしにはずっとわかっていましたけど、そのとおりなんです。彼、今は学校でタッピングをしますし、センテンスも自分に言い聞かせています。彼のセンテンスは、たとえぼくが本当にものすごく怒っているとしても、たとえ誰もぼくのいうことを聞いてくれないとしても、ぼくはいい子だし、みんな、ぼくの話を聞くべきなんだ、です。これのおかげで、息子は見違えるようになりました。

内気な子供

ときに子供はあまりに内気なせいで、わたしにはもちろんのこと、親にもタッピングさせなかったり、まったく協力したがらなかったりすることがあります。わたしのところへ来るとき、ただお子さんを連れてくるだけでなく、お子さんの好きなぬいぐるみや人形も持参するよう親御さんにお願いするのは、こういう状況を予想してのことです。ひととおりタッピングをさせようと思ってもお子さんがいやがるときは、人形もしくはぬいぐるみを出してちょうだいとだけいいましょう。そして、人形にタッピングし始めるのです。あなたが人形にタッピングすれば、たぶんお子さんもタッピングしたいと思うでしょう。遅かれ早かれこの移行は起きますから、「さあ、お人形と交替して、あなたにタッピングする時間よ」といってあげれば、お子さんは自分でタッピングをするか、あなたにタッピングしてもらうのを認めるかします。

話そうとしない子供

自分が苦しみもがいていることを人に知られたくない子供にとって幸運なことに、タッピングなら情報はいっさい明らかにしなくても効果を上げることができます。プライバシーを大切にしたい子供は、**「たとえ〈こんな恐ろしい出来事が起きた〉としても、わたしはだいじょうぶ」**、**「たとえ〈今日とても悪いことがあった〉としても、わたしはだいじょうぶ」**、**「たとえ〈最悪のことが起きている〉としても、わたしはだいじょうぶ」**などでタッピングすれば、気分がとてもよくなるでしょう。

何年も前のこと、ひとりの少年がわたしのところにやって来ました。少年には予約がなく、親も付き添っていませんでした。近所の人がわたしの心理療法の患者で、その人からわたしのことを聞き、電話帳でわたしの住所を調べて探し出したのだそうです。名前はロバートだといい、一回の治療費を訊ねました。わたしが金額をいうと、彼はポケットからコインや一ドル紙幣を取り出して数え、半分しか払えないといいました。わたしは興味をそそられましたが、法的制約があり、親の承諾なしに未成年を診察できないことは承知していました。それに、見るからに苦労して蓄えた貯金を受け取りたくはありませんでした。ご両親の許可がなければ心理療法を始めることはできないと説明し始めると、彼はしょげ返りました。あまりにがっかりしたようすなので、わたしはなんらかの責任を負うことになるかもしれないと思いつつ、ともあれ一ドルでも力になれますよ、といってしまいました。

わたしはロバートに、彼のセラピストになることはできないけれども、タッピングのコーチにはなれると説明しました。きっとひどい状況だろうとは思うけれど、その内容について話してほしいとはいわない、でも、心配事はとにかく消えてしまう、ともいいました。ロバートはわけがわからないという顔をしましたが、わたしを信頼しました。そこで、彼にタッピング・スポットの位置を教え、次のセンテンスの空いているところを埋め、それ以上は何もいわないでいいといいました。そのセンテンスは、**「たとえ〈[　　　]が起きた〉としても、ぼくはいい子だし、だいじょうぶだ。それに自分を尊重している」**です。ロバートは全スポットのタッピングを三回やったあと、元気が出てきたといいました。そして、一ドル払って帰っていきました。

その後数年、わたしはよくロバートのことを考え、うまくやっていればいいのだがと思っていました。ある日の早朝、予約表を見ると、その日の最初の予約がボブという名前の男性になっていました。診察室に入ってきたボブは開口一番、「もう一八歳を過ぎました。ぼくを診察してくださいますか?」といいました。わたしには彼が誰なのかすぐにはわかりませんでした。が、そう、あのときのロバートだったのです。好奇心がむくむく湧いてきました。少年だったロバートはあのときどんな相談があったのだろう? ひどい生活を送っていたのだろうか? 謎の一家? あのセッションで実際に何が起きたのかがとうとうわかると思い、わたしは嬉しくなりました。でも、ああ、ことはそうは運びませんでした。

ボブ　別の問題が発生しました。ぼくのタッピング・スポットを見つけるのを手伝っていただけますか？　タッピングのときにいう言葉はもうわかっていますから。

ロベルタ　そうなの？　どんなセンテンス？

ボブ　前回使ったのとほとんど同じです。問題が起きると、ときどき使うんです、「**たとえ〈○○が起きた〉としても、ぼくはだいじょうぶだし、自分を尊重している**」というセンテンス。

ロベルタ　あなたはもう大人だから、そうした問題について話したいかもしれませんね。話してもかまいませんよ。

ボブ　それはぼくのスタイルじゃありません。以前に効果を上げてくれたものに忠実でありたいんです。だから、タッピング・スポットについてちょっとご指導いただければと思ったんです。自分でわかるんですよ、ぼくはタッピングが上手だって。

というわけで、わたしたちはタッピングをしました。その間、ボブは何度もあくびをしました。これは何か重要なことが進行している確かなサインです。そして彼は帰っていき、それでおしまいでした。つまり、わたしがそう考えたということです。

数ヶ月後ボブから連絡があり、過日のセッションに心から感謝しているといってきました。彼の家族でタッピングをするのは彼ひとりであり、「トラウマ」を無傷で乗り越えられたのも彼ひとりだったとのこと。現在も、彼の家族がどんな目に遭ったのかは皆目見当もつきませんが、話そうとしない少年は話そうとしない大人になるということははっきりわかり、それはそれでよかったと思っています。

タッピングはトーク・セラピーを必要としません。

子供が飽きたとき

子供にするタッピング、あるいは、子供が自分でするタッピングはよく効きます。しかし、子供はときに飽きてしまいます。そういう場合は、以下のような方法が使えます。

・タッピングはしません。代わりに、タッピング・スポットに触れ、あなたの指をそこに置いたままにして、鼻から息を吸い、口から息を吐き出すよう子供に指示します。息を吐ききったら、次のスポットへ移ります。
・タッピングはしません。代わりに、優しくさすります。
・ぬいぐるみや人形を使って、子供に興味をもたせます。
・あなたが子供にタッピングしたり、子供が自分でタッピングしたりします。
・前述したタパス・ポーズを使います。子供の年齢に応じて、赤ちゃんバージョンと大人バージョンを使い分けます。

子供が抱える問題

わたしがタッピングで扱ってきた問題はたぶん典型的なものだと思います。子供が困ったと感じる状況に、そう特異的なものはありません。以下は、子供やその親が最近わたしのところで使ったセンテンスの例です。

「たとえ〈みんなでいっしょに何かをするのがきらい〉だとしても、わたしはいい子」
「たとえ〈本当にジェラルドを蹴っ飛ばしたい〉と思っているとしても、ぼくはだいじょうぶ」
「たとえ〈寂しいと感じる〉としても、ぼくはいい人」
「たとえ〈休み時間に遊びたくない〉としても、わたしはだいじょうぶ」
「たとえ〈スクールバスが恐い〉としても、ぼくはミスター・ワンダフルだ」

タッピングをするのも、センテンスをいうのも、すべて親がやる場合は、以下のように変えましょう。

「たとえ〈みんなでいっしょに何かをするのがきらい〉だとしても、あなたはいい子」

「たとえ〈本当にジェラルドを蹴っ飛ばしたい〉と思っているとしても、きみはだいじょうぶ」
「たとえ〈寂しいと感じる〉としても、きみはいい人」
「たとえ〈休み時間に遊びたくない〉としても、あなたはだいじょうぶ」
「たとえ〈スクールバスが恐い〉としても、きみはミスター・ワンダフルだ」

子供のもつジレンマにもさまざまな側面があります。たとえばダレンですが、ジェラルドを蹴っ飛ばしたいという衝動が取り除かれても、今度はジェラルドを殴りたいと思うかもしれません。ダレンの場合、じっくり話を聞き、最終的には問題の最深層部分を取り上げてタッピングしなくてはなりませんでした。

タッピングすることで、問題は確実に皮をはがされていきます。ダレンはジェラルドを蹴っ飛ばそうとして学校で問題を起こすことはなくなり、当面の目標は達成されました。ところが、二～三週間経ったころ、ダレンの両親がわたしに電話をかけてきて、息子にはどうもいやだと思うことがあるらしく、朝、学校に行く行かないで大騒ぎをしたというのです。幼稚園児だった去年は、大喜びで登園していたのに、です。そこで、わたしのところでじっくり話し合ってみると、ジェラルド――ダレンが蹴っ飛ばしたいと思った少年――はとても聡明で、新しく習うことでも飲み込みが早いのに対して、ダレンは彼ほど物覚えがよくないということが明らかになりました。ダレンは先生に誉めてもらえるジェラルドの能力を羨んでいるのです。**「たとえ〈一年生のなかで一番頭のいい子ではない〉としても、ぼくはだいじょうぶ」**でタッピングをすると、ダレンの症状は治まり、学校でも家でも落ち着いて生活するようになりました。最近の父親の報告によると、新しい学習内容を理解するという点に関してはとてもよくやっているとのことです。

ティーンエイジャーが抱える問題

思春期の子供は、タッピングについては通例、大人用プロトコルに従ってかまいませんが、多少追加のガイダンスが必要なこともあります。この年齢の子供はあるときはずいぶん大人びているかと思うと、次の瞬間にはいかにも子供じみたことをいったりします。親や教師やセラピストがティーンエイジャーの突拍子もない行動についてしばしば愚痴をこぼすのはこのためです。

――リンゼイ

ティーンエイジャーはとりわけ外見を気にします。リンゼイがわたしのところに来る羽目になったのも、そういう理由からでした。彼女はかわいらしくて落ち着いた高校生なので、その彼女が自分の容姿を恥ずかしく思っているというのを聞いて、わたしは驚きました。具体的にどういうことか訊ねると、彼女は手を見せました。リンゼイには爪を噛む癖があり、その爪先はたしかに「ぞっとする」状態になっていました。わたしは通常、爪噛みの治療には催眠を一セッション勧めるのですが、リンゼイは催眠ではなくタッピングをどうしても試したいといいました。このとき使ったのは、以下の三センテンスです。

「たとえ〈爪を噛む癖がある〉としても、わたしはだいじょうぶ」
「たとえ〈爪を噛みたくなると〉しても、わたしはだいじょうぶ」
「たとえ〈今はめちゃめちゃになっている〉としても、爪先はすぐによくなる」

リンゼイは自分を採点し、自分に爪を噛む癖があるという事実について考えるときや、自分の爪を見たときに、必ず極度に動揺するといいました。タッピングは全スポットを順に叩いていく完全版を行ない、ひととおりすんだあと口ひげスポットとあごスポットにもどり、それぞれをさらに数回タッピングしました。「もう『極端な動揺』はなくなりましたし、自分の爪を眺めるのにも前より楽に耐えられるようになりました」といって、リンゼイは帰っていきました。そして、数日後に彼女からeメールが届き、「どういうわけか」爪を噛まないようになったと知らせてきました。二ヶ月後にその後のようすを訊ねると、リンゼイは自分のことを「前に爪噛みの癖があった人」といっていました。

――マット

マットは、親や教師、「そのほかにも自分にうるさくいってくる人全員」の干渉に耐えられるよう力を貸してほしいといってきた十代の少年です。彼は最後の手段としてわたしに相談しに来ました。自分の生活に登場するたいていの大人と口論になってしまうというのです。もっと協力的になりたいと思っているのかどうか訊ねると、「いや、そんなことは思っていません。みんな、いつもぼくにああしろ、こうしろというけど、ぼくは自分のやりかたでやりたいんです」といいます。そこでわたしは、「けんかを吹っかけるにしても、本当に重要なことだけ問題にしたら、君の暮らしはもう少し楽しくなるんじゃないかしら」ともちかけ、これについて話し合うと、最終的にマットは、一日に一度だけ口論することを自分に許可し、一回けんかしてしまったら、その他の「提案」には折れることで同意しました。

こうしたかたちの同意は、反抗的な十代にはとても効果があります。自制心を使ってうまく対処する練習になるからです。「提案」に耐える力はいずれ習慣になります。

わたしはマットに、「なんなら、批判に耐え、干渉する大人を我慢するための秘密兵器をあげましょうか」といいました。秘密兵器とは、タッピング・テクニックのことです。マットは、うるさいなと感じたときにはいつも空手スポットをタッピングし、誓いスポットをさすることにしました。そして、誰にも気づかれないやりかたでこれをすることにしました。それに、その気になれば、タッピングしたりさすったりしながら、**「たとえ〈うるさくいってこられた〉としても、ぼくは冷静でいられる」**というセンテンスをいうこともできました。

マットは、人に気づかれずにタッピングし、さすっているとわからないようにさする練習をして自信をつけ、帰っていきました。数週間後に彼の母親から来たeメールには、「息子は相変わらずわたしには何もいわないけれど、あれ以来親が学校から呼び出されることはなく、家庭での口論も非常に少なくなりました」とありましたから、どうやら治療はうまくいったようです。

——ドナルド

一七歳の内気な高校生ドナルドのことは、ニューヨークのブルックリンで心理療法を行なっているリタ・サイデン博士から聞きました。ドナルドは教室で大きな声で話すようにいわれるのが恐くてたまらず、それでサイデン博士に助けを求めました。どもってしまうのが恐かったのです。かつてはよくどもりましたが、当時は特別に緊張したときにだけどもるという状態でした。彼は発言を求められるのを恐れるあまり、それが自己達成的予言になっていて、先生に名前を呼ばれると急激に不安が高まり、実際にどもってしまうのでした。以下はサイデン博士の報告です。

「教室で発言を求められたらどもるという彼の恐怖は、1から10までの段階の9としました。タッピングには、『たとえ〈どもる〉としても、ぼくは自分を受け入れる』というセンテンスを使い、タッピングしたのは、顔と上半身のスポットすべてです。センテンスをいいながら各スポットをタッピングしたあとは、体の力を抜いて手を膝に置き、目を閉じ、鼻から息を吸い口から吐き出すゆっくりした呼吸をするよう指示しました。このタッピング＋呼吸というプロセスを数回繰り返すと、彼の評点は0になりました。翌週やって来たドナルドは、授業に出るのが恐くなくなったといいました。その日が最後のセッションになりました」

子供とトラウマ

子供に重いトラウマ——入院や生死に関わる病気、家族の死、自動車事故、身体的虐待、性的虐待——がある場合、タッピングはそうしたつらい体験の感情面を乗り越えるのに役立ちます。恐ろしい体験の影響を完全に根絶するには、動揺の原因となっているその状況のあらゆる側面についてタッピングしなくてはなりません。その体験について子供に話してもらえるなら、明らかになったさまざまな否定的な詳細をひとつずつ取り上げ、それぞれについてひたすらタッピングしてください。わたしの同僚の女性には、アレクシスという娘がいます。彼女がタッピングを知っていたおかげでアレクシスは救われました。

郊外で暮らす七歳のアレクシスはそのとき通いなれた道を通って親友の家に向かっていました。と、一台の小型トラックが近づいてきて、男が道を訊ねました。アレクシスが答えると、男はよく聞こえないといってトラックから降り、彼女の横に立ちました。アレクシスはぎょっとして——のちの話では、男がひどい臭いだったので恐くなったとわかりましたが——親友の家に駆け込みました。親友の母親は、アレクシスが「ノックもしないで家に入り」、どうぞといわれるまでドアのところで待たなかったといって彼女を厳しく非難しました。アレクシスは母親に電話をかけて迎えに来てもらいました。すぐに母親が到着すると、アレクシスはその腕に飛び込み、泣きじゃくりました。そして、何があったのかをすべて話し、どんなに恐かったかを訴えました。母親は警察に電話を入れて出来事を報告しましたが、それだけではなく、アレクシスを膝に抱き、以下のようにいいながらタッピングしました。

「たとえ〈悪い男の人があなたに話しかけた〉としても、あなたはだいじょうぶ」
「たとえ〈悪い男の人がひどい臭いだった〉としても、あなたはだいじょうぶ」
「たとえ〈ものすごく恐かった〉としても、あなたはだいじょうぶ」
「たとえ〈ノックをしないでハンナのおうちに駆け込んだ〉としても、あなたはだいじょうぶ」
「たとえ〈ハンナのお母さんがあなたに怒鳴った〉としても、あなたはだいじょうぶ」

警察は一五分後に到着し、男の人相や車について聴き取りを行ないましたが、そのときアレクシスがたいへん落ち着いていたことに驚きました。一瞬、本当にそんな出来事があったのかと訝《いぶか》ったほどでした。母親がすかさずタッピングしたおかげで、大事にいたらずにすんだのです。危うくトラウマになりかかった出来事は中和され、アレクシスは否定的なことを思わずに出来事について話すことができました。彼女はただ事実を語ったのでした。

かんしゃくはもうたくさん

タッピングを教わることで、子供は自分で気持ちを落ち着かせる方法を身につけることができます。ストレスに脅かされても、立ち直る方法を知っているので、そのままダメになってしまうことはありません。看護師のクリリィはいっています。「お子さんにタッピングを教えましょう。そうすれば、悪さをしたとき、『部屋から出てはいけません』ではなく、『さあ、タッピングしてきなさい』といえますよ」と。

まとめ お忘れなく

子供も、大人同様、敬意をもって扱われたときにはベストを尽くします。辱められたり、非難されたりすれば、うまく成果を上げられません。タッピングはお子さんとの協調を培うのに役立ちます。互いが同じチームの一員であることを示すことになるからです。あなたとお子さんは協力者であり、敵ではありません。お子さんのベスト・スポットを見つけ、それを活用できるのだということをお子さんに気づかせてあげてください。

背景を知っておきたい人に

10 タッピングをめぐる論争

タッピングがそれほどすばらしいのなら、なぜ全国的に広まっていないのでしょう？　なぜこのタッピング・テクニックはそこかしこで教えられていないのでしょう？　なぜタッピングは最初の治療法としてではなく、万策尽きたのちに最後の手段として使われるのでしょう？　なぜこの治療法のことを聞いたことがない精神科医や心理学者がたくさんいるのでしょう？　聞いたことのある医療従事者の多くは、なぜこれをナンセンスだと考えるのでしょう？

最後の質問に対する回答を知れば、残り全部の質問に対する回答もわかるようになります。たいていの医療従事者は進んでタッピングを試そうとはしません。顔や手や上半身をタッピングすると、おびえきっていた運転手がすぐさまにこやかで仕事熱心な運転手になるだの、過去に囚われつづけてきた人があっという間に過去のことなどどうでもよくなるだのと聞くだけで、もし一度も試したことがなかったら、あなただってそれはインチキだと思うかもしれません。知り合いの医師で、タッピングは非現実的なものだと罵倒《ばとう》している人たちは、自分や自分の家族にタッピングを試してみる気はありません。たしかに、動揺の原因になっている心理的状況を考えながら体の特定部位をタッピングすることで問題はすみやかに解決するなどと聞けば、**異様に思う**でしょう。それにもかかわらず、たいていは、一度やったとたん夢中になります。

本当の天才がこの世に出現したらすぐにわかる。愚か者たちがみな徒党を組んで排斥するからだ。
——ジョナサン・スウィフト

新しい方法の採用

タッピング・セラピーが評価されないことにがっかりはしますが、驚きはしません。人間は通常、今在るものや状況を受け入れ、そうでないものを非難するのを好みます。有用なアイデアは永久的に有効だと決めてかかる傾向もあります。

一九四三年、IBMのトーマス・ワトソン会長は「コンピュータの需要は世界的に見ても五台ほどだろう」といいました。つい最近では、一九七七年にデジタル・イクイップメント・コーポレイションのケン・オルソン社長が、ボストンで開催された世界未来学会の総会で「個人が各家庭にコンピュータを置く理由はない」といいました。

一〇〇年前、ライト兄弟は空を飛ぶ機械を作り上げたと発表しました。米空軍からも報道機関からも、ようすを見に来た人はひとりもいませんでした。『サイエンティフィック・アメリカン・マガジン』はふたりを「嘘つき兄弟」と呼び、レポーターを送るのを拒否しました。ふたりは長い間担《かつ》ぎ屋呼ばわりされたままでした。なぜでしょう？　鉄道がきわめて順調に稼動していて、新しいやりかたを採用するのは合理的でないと思われたからです。それに、当然ながら、空を飛ぶ機械の内部に閉じ込められるというのは、想像するだに恐ろしい状況でした。
ロバート・フルトンが例の蒸気船を進水させる準備を整えたとき、群衆はそれを見て「動かせるもんか」と叫びました。蒸気船がのろのろと動き出したとき、なんにでも反対するその群集は「止められるもんか」と叫びました。

人間の精神は、新しい考えに向かって広がったら、二度と元の大きさにもどることはない。
——オリヴァー・ウェンデル・ホームズ

医学

医学にも、新しいテクニックを罵倒してきた実績があります。

——血液

一六二八年、ウィリアム・ハーヴェイは、血液が人間の体内を循環していると主張する論文を発表して、読者の度肝《どぎも》を抜きました。当時の考え方では、食べ物は肝臓によって血液に変換されたのち、燃料として体が消費するとされていたのです。ハーヴェイ博士が心臓から送り出された血液は体中をめぐって再び心臓にもどってくると説明すると大騒ぎになり、博士は長く医学界から追放されました。

——分娩

同様に、一八四七年にウィーンでは、イグナーツ・ゼンメルヴァイスが病院で赤ちゃんを取り上げる前に手を洗うよう医師たちに指示して排斥《はいせき》されました。もっとはっきりいえば、外科手術や死体解剖をしたあとや、化膿《かのう》した傷の患者をケアしたあとに手を洗うよう提案して、病院の仕事を首になったのです。医師たちはゼンメルヴァイスの手洗いという考えの検討を拒否しました。ゼンメルヴァイスは、助産婦が赤ちゃんを取り上げるときには母親が順調な経過をたどる傾向があることに気づいていました。しかし、医師が分娩させると、母親になり立ての女性の六人にひとりが産褥《さんじょく》熱で亡くなっていました。医師たちが分娩前に病気の患者を治療していたことから、産褥熱は実際のところ医師が病床から拾って広げた感染症だろうとゼンメルヴァイスは推測したのです。

――早産児

次は、異端の考えをもっていた小児科医のマーチン・クーニー博士です。前世紀が始まるころというのは新生児学がまだ下位専門分野になっていなかった時代で、このころクーニー博士は、小さな早産児も温めた箱に入れたら生き残るのではないかと考えました。しかし、この考えを支持する病院は皆無でした。また、いずれの病院も、クーニーが手製の設備を院内にもち込むことを禁じました。それどころか病院の職員は、早産で生まれた我が子になんとか生き延びてほしいと思う親に対して、そんな期待はもたないようにと、こともなげに指示しました。そうした赤ちゃんをきちんと調整された保育器に入れることは異端とされていたのです。医学界はクーニーの装置をあざけって「赤ちゃん孵化《ふか》器」と呼びました。

それでもクーニー博士は自分の考案した保育器を作りつづけました。早産児の親が、我が子が死んでしまうかもしれないと落胆《らくたん》していると、クーニーはその赤ちゃんの世話をいたしましょうと申し出ました。それも、無料で、です。博士は赤ちゃんを温かな箱に寝かせました。こうすることで、早産児が受けられるもっとも進んだ治療を施したのです。病院に入る許可が下りなくなると、クーニーは型破りな解決策を実行し始めました。「箱入り赤ちゃん」を博覧会や遊園地で展示するようにしたのです。最初の展示は一八九七年ロンドンで開催された「ビクトリア時代博覧会」にて行ないました。次は、翌年、ネブラスカのオマハで開催された「トランス・ミシシッピ国際博覧会」で展示し、一九〇三年には、コニーアイランドでとてつもないロングランの「見世物」を行ないました。流行を追う旅行者たちは余興も含めた展示を楽しみ、一九〇三年から一九三三年までの間、コニーアイランドを訪れた人びとは「世界でもっとも小さい赤ちゃんたち」を眺めて興じました。見物人たちは粗末な作りの保育器のために入場料を払い、ガラスの箱に寝かされた小さな赤ちゃんに見とれました。夢中になった物好きたちはしょっちゅうやって来て赤ちゃんたちを眺め、この子はと思う赤ちゃんがとうとう元気になって家にもどることになると大喜びするのでした。一九三九年の「ニューヨーク万国博覧会」には「保育器赤ちゃんの余興」が出展されましたが、病院が最終的に保育器という考え方を受け入れ、早産児のための特別病棟を設けたのは、一九四〇年代になってからのことでした。コーニー博士はその大胆な新機軸で数知れない命を救いましたが、一九五〇年、極貧のうちに亡くなりました。

――潰瘍《かいよう》

さらに最近のことになりますが、一九八三年バリー・マーシャル博士は、胃潰瘍や胃炎はストレスや胃酸が原因で発症する――当時は広くそう信じられていました――のではなく、バクテリアが原因なのではないかと考えました。自分のラボで行なった研究結果がこの理論を支持していました。しかし、胃腸科専門医の年次総会でそれを発表すると、大笑いされました。マーシャル博士は若く、研究のキャリアもまだ始まったばかりでした。総会に出席していた年長の医師たちに、きみの考えはばかげているといわれ、真剣に受け取ってもらえませんでした。しかし、博士はあきらめませんでした。それどころか、自分の主張を証明するためにどんな苦労も惜しみませんでした。問題のバクテリア――彼が自分でつけた名はヘリコバクター・ピロリ菌――を分離すると、なんとそれを飲んだのです。喜ばしいことに、博士は胃炎と潰瘍前段階の感染症を発症しました。患っている間は自分自身に撮像法を使い、同僚が自分の消化管を検査できるようにしました。一九九五年、マーシャル博士は世に聞こえたラスカー賞を授与され、二〇〇五年には、ヘリコバクター・ピロリ菌の発見が評価されてノーベル賞を授与されました。

最初にばかばかしく思えないような考えなら、まったく希望がない。

――アルバート・アインシュタイン

疑り深い人たち

血液循環、手洗い、保育器に関する考えが異様だと受け止められたのと同様、エネルギー心理学の理論は、心理学的な対話をすることなく感情を変化させようとする取り組みも合わせて、一部の人たちにとってはとうてい信じられないもののようです。そして、そういう人たちはエネルギー心理学に関する研究に感銘を受けることがありません。たしかに、研究が行なわれてきたといっても、厳密な研究が行なわれてきたわけではありません。成功証言のほとんどは事例証拠であり、科学者は事例証拠には心を動かされません。しかし、当然ながら、事例が自分に関するものなら感動します。事例報告のなかで語られている人物が自分であり、ふいに症状がなくなったのが自分なら、たとえ医学界が認めなくとも、タッピングの価値は理解できます。タッピングをして、その結果に満足している人は数知れません。ただ、そういう人たちはしかるべき筋が精査した医学的なコホート研究の対象になっていないのです。

今後は新たなパラダイムが、つまり、治療の成功を評価する新たな方法が必要になるかもしれません。従来の科学では、ふたつの異なる治療を比較し、一方の結果が他方の結果より優れているのを認めて、成功と判断します。ふたつの治療は同様の症状に苦しむ被験者を対象とし、治療の詳細は明確に周知され、綿密に検討されます。変化を起こすプロセスおよびその科学的説明は納得できるものでなくてはなりません。一方、タッピングでは、タッピング以前に苦しんでいた人が、タッピング後に元気になれば、治療は成功したとみなします。これは称賛されてしかるべきことですが、既知のいかなるリサーチ・モデルにも従っていません。正直なエネルギー・セラピストは、実験室や分子の世界によれば自分の治療は意味をなしていないと認めるでしょう。今この時点では、タッピングを研究するのに必要な基準がわかっていないというだけのことかもしれません。それでも、タッピングが効くことははっきりわかっています。

以前は解決できなかった問題や症状を永久に解決する方法が現れた場合、喜ぶと同時に疑問が生じるのはもっともなことです。その疑問とは、「ここでは何が起きているのか?」であり、答えは「わからない」です。タッピングに効果があることはわかっていても、その科学はわかりません。たいていの医療従事者はわざわざ自分の名声や同僚からの敬意を危険にさらして異論の多いテクニックを支持しようとはしません。しかし、それはそれとして、エネルギー心理学会——研究者とプラクティショナーのための国際組織——のメンバーは二〇〇二年に五〇〇余名にすぎなかったのが、二〇〇五年には七八一名にもなっています。確実な発展です。

たいていの人はときに真実につまずくが、ほとんどが何事もなかったかのように起き上がり、そのまま歩きつづける。
――ウィンストン・チャーチル

なかには、タッピングの効果をまったく信じていない疑り深い人もいます。彼らは臨床医の成功報告を見ると、こんなものは理解できないといいます。心理療法に見られる人間関係がなく、認知の再構成がなく、適所に報奨系がなく、なんの洞察もないからです。また、批評家の一部が、患者の治癒をその目で見たことは認めたものの、その治癒は永久につづかないのではないかと疑ったのを聞いたこともあります。それが正統な批判かどうか、わたしにはわかりません。わたしの経験では、効果が徐々に薄れていくというようなことはめったにありません。でも、万一そのようなことが起こったとしても、もう一度タッピングして、同じよい結果を得ればいいだけのことです。それに、公正を期していいますが、患者の風邪が治ったときに主流医学の人たちが不安を感じたという話は聞いたことがありません。「今風邪が治ったからって、なんの価値もありません。来年の冬、またくしゃみするかもしれませんからね」などというのは一度だって聞いたことがありません。

非主流派

さらに悪いことに、非主流派の科学に取り組んでいるときには必ず、それに引かれてくる逸脱《いつだつ》した科学者に対処しなくてはなりません。以前、専門家の集まりに出席したとき、あるタッピングの指導者が聴衆からボランティアをひとり募ってデモンストレーションを行ない、すばらしい成果を上げてみせましたが、重ねて「ああ、これはなんと効果的な方法でしょう。今ご覧いただいたのは恐怖症の治療ですが、それだけではありません、多発性硬化症も治せるんです」といったために、すっかり信用をなくしてしまいました。こんなばかげた発言をしたために、つい今しがたまでタッピングについてもっと学びたいと熱意を示していた専門家の多くが耳を貸さなくなりました。カール・セーガンのいうように、「天才はときに人から笑われるが、笑われる人がみな天才とはかぎらない」のです。

用語

人が興ざめするもうひとつの理由は、一部のエネルギー心理学者が使ってきた語彙《ごい》にあります。タッピング・メソッドの先駆者であり、思考場療法（TFT）の創始者であるキャラハン博士は**思考場**を定義し、空間にあって物事に影響を与える目に見えない構造物としています。タッピングの手順は**アルゴリズム**と呼び、患者にすぐさま成果が現れないときは、**パーターベーション**が否定的感情を発生させているといいます。治療がうまくいっても、クライアントがそれはタッピング以外の何かのおかげだというと、キャラハン博士はそれを**頂点問題**と呼びます。従来の科学者はこうした用語をすんなり受け入れることができません。普通の言葉を使ってわかりやすく話すほうが楽ですし、やってみたいという気持ちもいっそうそそられます。

発明家が変人でなくなるのは、その着想が成功したときである。
——マーク・トウェイン

プラシーボ

もしわたしがタッピングで舞台負けが治ると主張して一〇人をタッピングし、そのうちの九人がステージに立って上演したり演奏したりするのを恐がらなくなったとしたら、タッピングは舞台負けの治療法だと断言していいのでしょうか？　たぶんいいでしょう。たしかにそのように思われます。でも、もしかしたらプラシーボ効果だったのかもしれません。変わりたいという気持ちが変化を発生させたのかもしれません。実際のタッピングはなんら治癒に貢献していないのかもしれません。

中性のもの、それ自体になんの力もないなんらかのものが肯定的な変化を発生させたとき、その変化をプラシーボ効果といいます。変化を生じさせる**何か**は言葉のこともあり、錠剤、考え、タッピングなどの物理的な作用のこともあります。タッピングの成功は、タッピング自体ではなくプラシーボ効果によるものだと考えている人もいます。

プラシーボとは、死者に捧げるカトリックの祈りから取ったラテン語の言葉で、「わたしは喜ばせる」という意味です。プラシーボ効果は恵みです。中性のものを有用なものに変える体の手段です。もしプラシーボ効果の結果治ったのなら、本当にラッキーです。

プラシーボはそれ自体で存在するときは中性だと考えられています。プラシーボが適切な時期に心や体によって吸収されると、強力な治療薬になります。それ自体に治癒力はないのに、受けている治療がどんなものであれ、あなたがその治療に対してよく反応するように準備を整えてくれるのです。

ノーシーボという用語があることも知ったら、おもしろいと思うかもしれません。体に否定的な結果をもたらす言葉や中性のものをノーシーボといいます。ノーシーボの代表は、薬局で買う薬の箱に入っている説明書です。折りたたんだ白い紙には、あなたに降りかかる可能性のある恐ろしいことが何から何まで小さな字で印刷してあり、それを読むや、列挙された副作用のひとつが「ひょっとしたら」出てしまうこともありえます。

プラシーボが働けば、実際に変化が起こります。気のせいではありません。変化したと想像しているのではありません。プラシーボ効果は生理的な変化を発生させます。心の力は強力で、心はその無害で不活性な偽薬を取り込み、それを治癒物質に変換するのです。

新薬や新しい手順、新しい治療法を標準の治療に組み入れる許可を出すには、その前に試験をしなくてはなりません。国立衛生研究所（ＮＩＨ）や国立精神衛生研究所（ＮＩＭＨ）は、民間の薬品会社や研究大学と同様、毎年さまざまなプラシーボを使った医学的検査を数え切れないほど行なっています。ある治療法を安全で効果的であると公表するには、それに先立って、**被験者**と呼ばれるかなりの数の人たちにそれを試用しなくてはなりません。結果は慎重にモニターされ、記録されます。

もしわたしがタッピングについて有効な試験を行ないたいと思ったら、舞台負けする先ほどの一〇人の被験者に加えて、さらに一〇人、舞台負けする被験者を見つけなくてはなりません。後者一〇人については、タッピング・スポットでない部位を二、三ヶ所選び、これらの偽スポットは舞台負けを取り除くためのスポットだというふりをしてタッピングを行ない、センテンスは前者グループで使ったものから何かしら選んで使います。結果を記録すれば、何人治癒したかがわかります。もし偽スポットをタッピングした人がひとりも治っていなかったら、本物のタッピング・スポットに正当性があるとわかります。二、三人治った場合は、プラシーボ効果で治ったのだろうと判断できます。一〇人のうち九人が治ったら、タッピング・スポットを支持する主張はかなり説得力が乏しくなります。

タッピングは強力な方法だと考えられます。しかし、そのとおりに強力なものであることについて、すでに述べたように、充分な科学的根拠がありません。あるのは、事例証拠です。これはつまり、メンタル・ヘルスの専門家は自分がタッピングして救った無数のクライアントや患者について語ることができるということです。

スティーヴン・ジェイ・リン博士はニューヨーク州立大学ビンガムトン校の心理学の教授です。博士はまじめな科学者で、その博士が「事例証拠は『充分だった』試しがない」といっています。しかし、事例証拠はより厳密な研究の出発点であり、それがきっかけになって仮説が生まれることもあり、その仮説が、治療グループに対して無作為に被験者を割り当てて行なう方法論的に適切な対照試験によって検証されることもあるでしょう。ただ、わたしだって、事例報告を示されたからといって納得はしません。実際のところ、多くの患者が事実上なんらかの心理療法を受け、その結果として得た短期の利得を報告するからです。それに、救われたと報告する人たちには重大な選択の偏りがあるからです。つまり、救われなかった人からはふつう話を聞かないということです。だからこそ、きちんとした無作為対照試験が必要であり、長期にわたる追跡調査が必要なのです。その一方で、わたしは事例報告にはどうにも好奇心をそそられます。そして、ある方法については、ほかの方法よりはるかに多くを知りたいとしきりに気がせくのです。

創造的であるためには、当然だと思われることを捨て去る勇気が必要だ。
――エーリッヒ・フロム

ヒーラー

タッピングの成功を説明する別の仮説としては、タッピングをする人の自然治癒力が上げられます。ひょっとしてこの世界にはヒーラーなる人たちがいて、その人たちが病人に対してすることは何もかも病人の回復に役立つのでしょうか？　ヒーラーには、動揺した病人を落ち着かせる声があるのかもしれません。あるいは、名前の知られていないなんらかの特質があって、そのおかげで病人は内的リソースを結集し、自らを癒し始めるのかもしれません。人によっては、気持ちを理解してもらったと感じるだけで健康になります。患者が理解してもらったと感じられるよう、心理療法士たちが尽力するようになってもう何年にもなります。理解してもらったと感じると、癒しのプロセスが始まるのでしょうか？　たぶんそうなのでしょう。科学は、薬剤や標準的な治療手順を使わない人対人の癒しについて、まだよく理解していません。あるいは、まだ妥当なものとしてそれを承認していません。

新しい研究

タッピングの有効性を証明した最近のある研究が『臨床心理学ジャーナル *Journal of Clinical Psychology*』に発表されています。これは学界による承認に向けての第一歩ですが、ひとつ障害があります。論文をその学術誌で審査されてきたキャラハン博士が、ほかの心理学者による自分の論文の審査を禁じてしまったのです。博士によれば、彼らには博士のしているタイプの研究に偏見があり、そのせいで彼らは博士のことを公正に扱おうとしないというのです。妙なことになりました。学術誌は専門家による論文審査を通った研究だけを発表することになっているからです。もしキャラハン博士が同業の専門家による自分の論文の審査を許可しないなら、著述内容の真実性が疑われることになります。ただ、博士に対する偏見は相当なものなので、博士の言い分にも一理あります。興味深いジレンマです。

現在進行中の研究はいくつかあり、それらに関してはこれまでのところ期待できる結果が出ています。しかし、前途は多難です。フロリダ州立大学のチャールズ・フィグレー教授は数種類のトラウマ治療法を比較し、タッピング、それも、とりわけＴＦＴは「きわめて強力で、ほとんどの人に教えることができ、害も及ぼさないと思われるうえに、クライアントに問題について語ってもらう必要がなく、かかる時間は短いのに効果は長くつづく」と結論しました。精神医学界は教授を厳しく非難し、教授が適切な臨床試験を行なっていない点、適切な研究方法を用いていない点を突きました。治療を受けたクライアントが元気になっていることや、何ヶ月ものちの追跡調査で変わらず元気でいることには、注目し忘れています。つまり、クライアントは事例証拠で充分納得するのに対して、専門家は当然ながら、新しい治療法を承認するためには科学的な対照試験が必要だということのようです。

以下は、タッピングを診療にうまく活用しているジョン・ディーポルド・ジュニア医師の言葉です。

「心理学的問題の治療で効果を発揮しているのがタッピングであることを立証しようにも、実験的な研究から得られる証拠がありません……タッピングは効きます。それは臨床治療や膨大な数の事例報告、患者の感謝の言葉から明らかです……タッピングを経験に基づいて認可すべきときが来ています」

重要な科学的新機軸がその反対者を徐々に取り込んで、最終的に転向させるということはめったにない。実際には何が起きるかというと、反対者が次第に消えていくのである。

――ノーベル物理学賞受賞者

マックス・プランク

タッピング界内の論争

タッピングにもさまざまな派や考え方があり、それらの間で合意に至らない問題がいくつかあります。たとえば、筋肉テスト、タッピング・スポットの選択と叩く順序、代理タッピングなどです。主流医学がタッピングに示す抵抗の一部は、この内部対立と共同戦線の欠如によるものかもしれません。こうした手続き上の違いについての理解はあなたの治癒にとって重要なことではありません。これまでに述べてきたさまざまな指示に安心して従い、あなたが目ざす目標をなんでも達成してください。以下で論じている問題は、プロセスに関する知的興味を満たすためにのみ紹介するものです。

――筋肉テスト

キネシオロジーは、体の仕組み、筋肉の機能、運動に関する科学を追求する研究です。アプライド・キネシオロジー（ＡＫ）は筋肉と筋力に関する研究です。カイロプラクターは医師よりもはるかにＡＫの活用を支持する傾向にあります。ＡＫは、一九六〇年代にデトロイトのカイロプラクター、ジョージ・グッドハートが創始したもので、何かと論議を呼んでいます。グッドハートの方法は本質的に、体がどれだけうまく／まずく機能しているかを測定するフィードバックです。その検査は厳密かつ複雑であり、彼は患者の診断にこの筋肉テストを導入して役立ててきました。

心理学者のロジャー・キャラハンはＡＫの理念の

いくつかに触発され、心身のアンバランスを発見する方法や、アンバランスを突き止めたのちに調和の取れた症状のないレベルにまで機能を回復させる方法を研究し、それらが結実して思考場療法が生まれました。

ＡＫはエネルギー心理学と同様に、流れを妨げられたエネルギーがアンバランスを発生させ、それがさまざまな症状の原因になっていると考えています。エネルギー心理学者のなかには、自分なりのやりかたでこの筋肉テストを使い、何が本当に患者を悩ませているのかを見定めようとしている者もいます。そうしたセラピストにとって、筋肉テストは自白剤に当たる働きをするものになっています。タッピングのプラクティショナーたちが行なう筋肉テストの大半は、グッドハート医師が行なったテストほど徹底したものではありませんが、それでも彼らは、事前に筋肉テストを行なうおかげでタッピングからすばらしい結果を得ていると主張しています。

以下は、筋肉テストがどのように作用するかです。プラクティショナーは患者に、解放されたいと思っているつらい状況に集中すると同時に、片腕を外側に伸ばして肩の高さまで上げるようにいいます。患者の腕がその状態になったら、プラクティショナーはそれを下に押そうとします。患者が信頼の念に満ちていて、その状況からの解放を心から望んでいれば、腕の筋肉に力がこもっていて、腕は動かないというのがその原理です。しかし、患者に無意識の不一致があれば、その不一致が筋肉を弱めるため、腕は簡単に押し下げられます。数々の質問をし、患者がそれに答えるときには必ず腕を押し下げようとすることによって、解決しなくてはならない問題のさまざまな層が明らかになるとされています。筋肉テストからわかる追加情報を活用できるため、センテンスを作る際には最適な言葉を使うことができます。

友人に試してみよう

友人に協力してもらい、伸ばした腕を肩の高さまで前か横に上げてもらいます。次に、その腕を緊張させておくようにいい、たとえあなたが腕を下に押しても、されるがままにはならないようにといいます。つづいて、信じて疑っていないことを友人にいってもらい――たとえば「今日は木曜日だ」――腕を下に押してみてください。たぶん、押し下げることはできません。では次に、友人に嘘をいってもらい――たとえば「今日は日曜日だ」――再び腕を下に押してみてください。たぶん腕は簡単に下がるでしょう。口にした内容と真実との間に不一致があると筋肉の力が弱まるというのがその原理です。

自分自身に試してみよう

一方の手の親指と中指で輪を作ってください。もう一方の手でも同様にして輪を作りますが、ふたつめは最初に作った輪に親指を通して作ってください。これで、ふたつの輪がかみ合いました。つないだ指をそれぞれ左右に引っ張ってください。指に力を込めてしっかり輪を作っていれば、輪は壊れません。では、信じて疑っていないことを声に出していいながら、一方の輪でもう一方の輪を作っている指を引き離そうとしてください。我慢するんです。輪を壊してはいけません。はい、けっこうです。さて今度は、声に出して嘘をいいながら――たとえば「外は雨だ」（これは晴れている日にだけ使ってください）――先ほどと同じように、一方の輪でもう一方の輪を作っている指を引き離そうとしてください。我慢するんですよ。輪は壊れましたか？　多くの場合、嘘をいうと筋肉が弱まり、指の輪を維持することができません。でも、これは、ほかの誰かにやってもらったときだけ有効に働いて、自分自身でやるとうまくいかないというケースもあります。

筋肉テストとタッピング

タッピングのプラクティショナーのなかには、手順の一部として筋肉テストを好んで導入する人もいます。そういう人たちは、本当の中核的な問題を正確に知り、どの経絡をタッピングすることがとくに重要なのかを知るには、筋肉テストをするしかないと信じています。「本当にこの症状がなくなってしまえばいいと思っていますか?」とか、「その虐待の記憶はお兄さんに関係したもので、知らない人に関することではありませんね?」などの質問をすることによって、真実を見きわめられると信じています。特定の筋肉の弱さを見つけることで、タッピングの部位を正確に決められるとも信じています。彼らの考え方によると、どの筋肉も特定の経絡に対応しているからです。

タッピングのセラピストにも、筋肉テストを常時使う人と、わたしのように必ずしも使うわけではない人がいます。

わたしには、筋肉テストの導入によってタッピングがさらに短時間で結果を出せるもの、さらにいいものになるという確信がもてません。ときにはわたしも使うことがありますが、それは、人の誠実さを信用しない人——たいていは若い男性——が深刻な問題を解決しようとするのを助けるときです。そういう人も筋肉テストにうまく反応すれば、自分の知らないことをわたしが知っていると納得するかもしれませんし、その結果、タッピングもいっそう受け入れるようになるでしょうから。

——タッピング・スポットの選択と叩く順序

タッピングのプラクティショナーの一部は、クライアントが抱えるどんな問題も、それぞれ特定の手順に従ってタッピングすれば解決できると信じています。その手順はレシピとかアルゴリズムと呼ばれることが多く、問題ごとに叩いていくタッピング・

スポットの種類と順序が決まっています。たとえば、一部の医師によれば、飛行機恐怖症は目の下スポット、鎖骨スポット、わきの下スポット、Vスポットの順にタッピングすることで取り除くことができます。クライアントはこれらのスポットのみを、必ずこの順序でタッピングするよう指示されます。こうした医師のもとには手順のリストがあり、ひとつひとつが特定の病気に対応しています。また、手順の一部として、第8章で説明したナイン・ガミュート治療をしっかり行なうべきだと強調するタッピング・プラクティショナーもいます。一方、どういう症状であれ、すべてのタッピング・スポットを叩くよう、どのクライアントにも勧める指導者もいます。さらには、タッピング・スポットを二つ〜三つ選んでタッピングするようにいい、どのスポットをどんな順序で叩いてもまったく違いはないという人もいます。

わたしの経験では、クライアントはどのタッピング・スポットが自分にとってとくによく効くかを把握するようになります。本書では、どのスポットに自分の心身がもっともよく反応するかをよく注意して見つけるよう、あちこちで勧めています。とくによく効くとわかったスポットへのタッピングは、数多くの状況で役立ちます。ひとつやふたつの状況にしか効かないなどということはけっしてありません。思うに、タッピング・スポットは状況によって決まるのではなく、その人によって決まるようです。だからこそ、同じスポットを叩いて、トラウマからの回復にも役立てば、公の場でスピーチをするときの準備にも役立つのです。それはそれとして、たとえば、口ひげスポットは内気に効くなど、ある特定のスポットがある特定の問題によく効くという報告がたくさんのクライアントから寄せられているので、そうした情報については「ホットスポット」というかたちで積極的にお知らせしています。やってみるかどうかは別の話です。あなたはあなたという唯一の存在であり、あなたがあなたのベスト・ヒーラーなのですから。

モニカ・ピニョッティは当初TFTを支持し、多くの時間とお金をかけてキャラハン博士のもとで研《けん》鑽《さん》を積みましたが、現在はタッピング・スポットの選択と叩く順序へのこだわりを捨てています。彼女が行なったさまざまな実験では、任意のスポットをタッピングした患者も、処方どおりのスポットをタッピングした患者も、同じようによくなっています。繰り返しになりますが、どのタッピング・テクニックが自分にもっとも合っているかを見きわめるのは、あなた自身です。

ときとして、問題の考えを意識しながら口にする言葉は、治癒にとって本当に重要な要素なのかどうか、疑問に思うことがあります。しかし、そうした言葉はタッピングよりも重要だと考えると、とたんに何もいわずにタッピングをして結果を出すクライアントが現れます。そんなわけで、動揺の原因となっている事柄について考えると同時に話しながら、特定のスポットをタッピングしている人の場合、何が変化を発生させるのかはまだわかっていません。

――診断

わたしはタッピングの信奉者であり、**かつ**、主流医学の投薬治療と医療行為の信奉者でもあります。両者は相容れないものではありません。わたしはタッピングで何もかも治せるとは思っていません。クライアントがわたしのところにやって来て、痛みを取り除いてほしいといった場合、もちろんわたしはそうした痛みを軽減できますが、すぐにはそうしません。まずはかかりつけの医師に話をして、その痛みが手当の必要な箇所を教えているものかどうかをはっきりさせるよういいます。X線撮影をして骨折がないことを確認していない脚の痛みをタッピングで取り除くことはありません。タッピングで頭痛を取り除くのは、なぜ頭痛が発生したかを把握してからです。わたしは健康状態に関する診断を受ける価値を信じています。タッピング界には、あらゆる病気の根本的な原因を突き止められると考えているプラクティショナーがいて、そうしたプラクティショナーのなかには、医師でも心理学者でもなく、医療を行なう能力も診断を下す法的認可ももっていない人がいます。ですから、くれぐれも注意してください。

人間関係

人間関係の問題に悩んでわたしのところへ来るクライアントには、必ずしもタッピングを処方しません。夫婦やカップルなら、まず互いのコミュニケーション・スタイルの違いや親密度の違い、それぞれが自分の育った家庭で長年育んできたいくつかの習慣に取り組むべきだと思うからです。これは、優秀な結婚カウンセラーや訓練の行き届いた宗教的指導者か、たぶん親友や親族の誰かとでも、一度か二度セッションをもてば充分でしょう。タッピングはそのあとでいつでもできます。

代理タッピング

タッピングの専門家のなかには、患者自身にではなく、代理人にタッピングをしてよい結果を出したと主張する人もいます。自分自身にタッピングし、ぬいぐるみの動物にタッピングし、人形にタッピングし、第三者にもタッピングするという人の報告をいくつか読んだことがあります。

わたしが疑問を口にして、「タッピングに悪評が立つのはあなたがたのせいです」というと、彼らは結果は良好だと主張することで自分たちの行為を正当化します。そうしたプラクティショナーのひとりは、「ある人の健康を祈る場合、その相手は遠いところにいる可能性があります。代理タッピングは祈りによって遠くにいる人を治すのと同じことです」といっています。これは依然として論争の的となっている分野です。すでに非主流派については述べました。犬にタッピングをして生計を立てている人がいることも知っておいてください。そういう人たちはタッピングが犬の気質を変えると主張しています。

逆転と極性

エネルギー心理学者の一部は、体のエネルギーにはプラス極とマイナス極があり、それが逆転すると症状が発生すると信じています。逆転した極が動揺の原因となる思考を生み、混乱した行動を引き起こすというのです。彼らの信じるところによれば、極が逆転するとタッピングは効かなくなり、症状は持続しますが、空手スポットをタッピングするなり、誓いスポットをさするなりすれば、極は修正できます。すべてのプラクティショナーがこの説を支持しているわけではありません。充分な教育を受けた医療従事者の多くは、人間の体内にプラス極とマイナス極があるとは考えていません。わたしはこのふたつのスポットを通常の手順に含めて、できるだけ効果が上がるようにすることにしました。逆転や自己妨害的な極が存在するかどうかはわかりません。もし存在しないとしても、ほんの一分ほど無駄にするだけです。長ったらしい会話や調査はまったく必要ありません。これらのスポットをタッピングし、さすることが治癒に役立つ可能性があるなら、活用を勧めないのは非生産的だと思われます。それに、たぶんちゃんと治癒に役立つでしょう――極性とはまったく無関係の理由、わたしたちにはまだ解明できていない何かとおおいに関係のある理由で。

センテンス／キーワードをいう

タッピングのプラクティショナーには、タッピングは黙ってするものだと主張する人もいれば、タッピングの最中は宗教的なアファーメイションを唱えるのがいいとする人、キーワードをひとついわなくてはならないとする人もいます。わたしは、最初のふたつのスポットではアファーメイションになるセンテンスをクライアントにきちんといってもらうようにしています。実際、この最初のふたつのスポットというのは、極性を逆転させる力——もしそういうものがあるとしての話ですが——を有するスポットそのものです。そのほかのスポットについては、キーワードだけひとつかふたついってもらいます。わたしは押しつけがましくする必要はないと考えています。クライアントは自分でタッピングをし、センテンスをきちんというか、キーワードをいうかを自分で決めます。同様に、目を開けたままタッピングするかも、クライアント自身が決めます。目についてわたしのほうから切り出すことはありませんが、クライアントのなかには自然に目を閉じる人もいます。それはそれでけっこうです。

タッピングは自分でする？

あなたの体をタッピングし、そのお代を受け取ってほくほくする人は大勢います。わたしとしては、タッピングは自分でするようお勧めします。やはり、くつろげる自宅で行なってこそ重宝しますし、治療代も文句のつけようがありません。みなさんはばかではありません。問題にぶつかれば、セラピストに相談するでしょう。状況がきわめて複雑な場合は、タッピングのプラクティショナーに助けを求め、いくつもある問題を適切に整理し、タッピングに必要なセンテンスをすべて見つけることも必要でしょう。でも、たいていの場合は、自分でちゃんとできます。

タッピングは一種のタッチングだと考える人もいますし、タッチングは支配の現われにもなりえます。ひとりが支配的になれば、片方は当然、従属的になったり卑屈になったりします。現代社会では、往々にして大人が子供に触れ、雇用者が従業員に触れ、男性が女性に触れます。たとえば、男性会計士はさも思いやっているふうに女性秘書の肩に手を置くかもしれませんが、女性会計士はそうしたことをしません。大人はいかにもかわいいというふうに子供の頭をなでるかもしれませんが、子供は手が届かないこともあってお返しをしたりしません。タッチングの問題に神経を尖《とが》らす人なら、こうした理由からも自分でタッピングを行ない、自らの尊厳を守ろうとするでしょう。

タッピングの結果はまさに劇的で、さらに広く受け入れられるのに長くはかからないでしょう。考えてもみてください、あなたはそれが始まった場にいたことになるのです。先駆者のひとりになるのです。すばらしいではありませんか。

まとめ　お忘れなく

タッピングの効果を判定できるのはあなただけです。気分がよくなったのなら、成功です。まだ科学的に立証されていない方法だから使うのをやめるべきだと誰かにいわれても、いいなりにはならないでください。あなたの体を管理しているのはあなたであり、あなたの心を管理しているのはあなたです。気分がよくならなかったら、ほかに助けを求めてください。あなたには症状のない心身になる資格があります。

11 タッピング界のさまざまなメソッド

タッピングの理論家たちの動静を追いつづけるのは容易ではありません。いずれも各々のテクニックを表わすのにアルファベットの略語を使うことが多く、その結果、タッピング界はアルファベット・スープの様相を呈しています。

でも、そんな世界に興味をもち、タッピングのことをもっと知りたいと思うなら、本章の用意した道をたどってください。以下を読めば、ＴＦＴ、ＥＦＴ、ＴＡＢ、ＴＡＴはもちろん、ほかにもさまざまなアルファベットの略語名のついたタッピングについて、ひととおりは把握できるでしょう。

ロジャー・キャラハン博士は思考場療法（ＴＦＴ）の創始者です。カリフォルニアのラキンタにあるＴＦＴトレーニング・センターの所長であり、季刊ニュースレター『思考場療法』の発行者、専門機関ＴＦＴ協会の会長でもあります。ＴＦＴはしばしばタッピング・セラピーの元祖とされ、キャラハンのナイン・ガミュート治療——眼球を動かし、ハミングし、数を数えるなど——を含む特有の治療手順《シークエンス》が特徴です。キャラハンには著書が数多くありますが、もっとも好評を博しているのは『ＴＦＴ〈思考場〉療法入門』（邦訳：春秋社）です。

キャラハンはタッピングに留まらず、クライアントの声を使った診断法も提唱しています。また、起こりうるあらゆる問題について、個別の治療手順《シーケンス》を処方しています。高額な料金を支払えば、彼のメソッドの使い方と治療の秘訣を教えてもらえます。TFTについてさらに学ぶには、博士のウェヴサイト（http://www.tftrx.com）をお訪ねください。博士本人とは、メールアドレス「roger@tftrx.com」でコンタクトが取れます。ウェブサイトには、実際の治療例から取った興味深いケース・スタディが紹介されています。

ゲアリー・クレイグはエモーショナル・フリーダム・テクニック（EFT）の創始者です。EFTはTFTを基盤とする治療法ですが、神経言語プログラミング（NLP）の影響も強く受けています。（NLPは情報処理能力を高めるとされるコミュニケーション法。基盤とする理論は、あらゆる出来事や言葉は自分自身の先入観に従ってフィルターにかけられ、その結果、真実が歪められるというもの。NLPのプラクティショナーは明快なコミュニケーション法と人間関係の改善法を教えてくれます。）クレイグはスタンフォード大卒のエンジニアであり、聖職者でもあります。エネルギー心理学を独学で習得し、心理学や心理療法の正式な訓練は受けていません。彼はタッピングにスピリチュアルな視点を取り入れています。また、自分の方法はTFTよりも簡単に実践できると考えています。状況ごとに異なるスポットを使うというやりかたをせず、代わりに本書の方法同様、全スポットのタッピングを勧めているからです。クレイグのウェブサイト（http://www.emofree.com）はたいへん充実しているうえに気前もよく、内容は驚くほど広範囲にわたっています。周到に用意してまとめられたもので、EFTが厳密にどういうものであるか、EFTを使って何が治療できるのかを単刀直入に詳しく説明しています。無料でダウンロードできる全七九ページのマニュアルがあり、それにはＥＦＴの基盤となる理論や手順が説明されています。「ＥＦＴのいとこたち（EFT Cousins）」と呼ばれているセクションでは、さらに多くのエネルギー心理学のウェブサイトにリンクすることができます。サイトには個別指導やワークショップのセクションもあり、おおいに励まされます。

ジョン・ダイアモンド博士はエネルギー心理学の先駆者のひとりです。一九七九年ダイアモンドは、精神医学、心理療法、音楽、人文科学からさまざまなアイデアを取り入れて行動キネシオロジーを開発しました。のちに、そのテクニックを発展させ、「生命エネルギー分析」と改名しました。彼は「生命力」がバランスを崩すと、特定の経絡が影響を受け、その結果、心身の問題が発生すると考えています。マイナス思考に関するさまざまな実験を行ない、心身はたえず相関関係にあると信じています。著書のひとつに、『生命エネルギー　経絡を使って感情の隠れた力を引き出す *Life-Energy ——Using the Meridians to Unlock the Hidden Power of Your Emotions*』があります。博士については、ウェブサイト（www.diamondcenter.net）でさらに学ぶことができます。

ジョン・Ｈ・ディーポルド・ジュニアはタッチ・アンド・ブリーズ（ＴＡＢ）の考案者です。経穴（ツボ）に当たるスポットをタッピングするのではなく、それに触れながら充分な深呼吸をすると、大きな効果が得られると主張しています。ひとつすんだら、次のスポットに移動してそれにタッチし（タッピングはしません）、再びゆっくり深呼吸します。ディーポルドには少々アカデミックな一面があり、「ＴＡＢは、完全な呼吸（穏やかな呼気と吸気）を媒体として使い、〈気〉の循環を無理なく促していく。こうした呼吸をすると、振動や音（音響共振）による圧電効果も発生する」というような専門用語の使い方にそれが現れています。ここでいう音には、患者を落ち着かせる効果があると信じられています。ディーポルドはさらにつづけて、「呼吸によって発生する自然な動きや音は、圧電応答などの強力なエネルギー作用を生み出すようだ。ある経穴をタッチしつづけることによって、このエネルギーの放射がその経穴に向けられると、たぶん身体のアンテナ機能／伝達機能が高められるのだろう」といっています。呼吸がそんなにややこしいものだと感じたことはありませんが、それでも、ディーポルドの理論はおもしろいうえに有用です。TABについては、情報たっぷりで興味深いディーポルドのウェブサイト（www.tftworldwide.com/tab.html）や彼の著書『進化する思考場療法――診断・治療・理論に関する臨床医向けハンドブック *Evolving Thought Field Therapy: The Clinician's Handbook of Diagnoses, Treatment, and Theory*』でさらに学ぶことができます。

タパス・フレミングは鍼師としてセラピストの仕事を始めました。タパス・アキュプレッシャー・テクニック（TAT）と呼ばれる彼女の治療法は驚くほど簡単にできます。片方の手の指先を目に近い特定の三点に置き、もう片方の手で頭蓋骨の基底部を押えるだけです。これはTATポーズと呼ばれていいます。タッピングはしませんし、強烈な感情を呼び起こすこともありません。スピリチュアル／宗教的な要素の濃い穏やかなヒーリング・テクニックです。治療は、TATポーズを取った状態で、処方された数種類のメッセージを声に出していいます。TATが焦点を絞るのは二、三の経穴のみですが、いずれにもヴィジョンが関係してきます。タパスは、過去のトラウマを克服するには、それを「見つめる」ことが必要だと考えているからです。彼女の著書『この場で治そう――タパス・アキュプレッシャー・テクニック（TAT）・ワークブック *You Can Heal Now: The Tapas Acupressure Technique* **(TAT)**』は彼女のウェブサイト（www.tatlife.comやwww.tat-intl.com）からダウンロードすることができます。ウェブサイトには、このテクニックの使用法に関する詳細な指示が掲載されていますし、アレルギーやPTSDを解消する方法についても語られています。

フレッド・P・ギャロ博士は、キャラハン博士について真っ先にTFTを学んだ専門家のひとりです。また、行動キネシオロジーの創始者ジョン・ダイヤモンド博士のもとでも研鑽を積んでいます。エネルギー心理学という言葉を作ったと主張している心理学者がこのギャロ博士です。『エネルギー診断と治療法 *Energy Diagnostic and Treatment Methods*』、『エネルギー・タッピング *Energy Tapping*』など、数冊の著書があり、最新刊は『心理療法におけるエネルギー心理学 *Energy Psychology in Psychotherapy*』です。ギャロは世界中のあちこちでセラピストを訓練しており、キャラハン博士が設定したタッピング・スポット以外に、自分なりのスポットも追加しています。ギャロの治療法のひとつは、EDxTMという名称で、これは「エネルギー診断と治療法Energy Diagnostic and Treatment Methods)」を表わす略語です。業務の拠点はペンシルバニア州のハーミティッジで、博士のウェブサイト（http://www.energypsych.com）では、エネルギー心理学に関する研究について書かれた彼の論文を読むことができます。自分の治療法を説明するに当たっては、できるかぎりニューエイジ的な言い回しを避けるようにし、アプライド・キネシオロジー（AK）や生体エネルギー、意識、認知の原理を組み入れていると主張しています。

グレゴリー・ニコシア博士は、TFTによく似たタッピング・テクニックで、筋肉テストに依拠した治療法を開発しています。ライセンスを取得した心理学者であり、ペンシルバニア州ピッツバーグの専門家法人アドヴァンスト・ディアグノスティックス――「思考エネルギーを基礎とするトラウマの心理療法的治療および認知機能障害の治療」センター――の創設者でもあります。ウェブサイトのURLはwww.thoughtenergy.comで、このサイトのQAコーナーでは、どちらかというと主流医学側の医師がタッピングで驚くほどいい結果が出たと報告している興味深い手紙を読むことができます。

ラリー・ニムズはBSFF（Be Set Free Fast「時間をかけずに自由になろう」の意）の創始者で、これはTFTを彼流に解釈したものです。カリフォルニア州オレンジを拠点とし、大学の教員、臨床治療の指導主事、コンサルタントの経歴があります。ニムズによれば、BSFFがほかのエネルギー・セラピーと異なるのは、心の無意識領域と、そこに隠された未解決の情緒的葛藤に焦点を絞っている点だとのこと。彼は問題の背後にある信念体系――とりわけ恐怖、怒り、悲しみ、トラウマ――に関心をもっています。著書には『時間をかけずに自由になろう――今すぐ苦痛を取り除くには *Be Set Free Fast: Release Your Discomforts Now*』があり、これは彼のウェブサイト（http://www.besetfreefast.com）から購入できます。

モニカ・ピニョッティはソーシャルワーカーであると同時に心理療法士でもあり、かつてはキャラハンのTFTの支持者でした（そして、キャラハンの上級テクニックを学ぶために請求どおりの授業料を支払いました）。しかし、その後、キャラハンの方法に誤りがあることを証明できると考えて、いくつか実験を行なってきています。TFTのVT（ボイス・テクノロジー）を信じられないようになった理由に関する論文も何編か書いており、TFTのVTが「任意に選んだ治療ポイントをタッピングするのと同様の効果しか得られない」ことを証明する研究を行ない、同業者による審査を経て発表の承認をもらっています。ピニョッティのブログ（http://psychjourney_blogs.typepad.com/monica_pignotti_/）は懐疑派にも支持派にも必読です。

スティーヴ・リードは心理療法士で、REMAPと呼ばれる方法を開発しました。これもやはりエネルギー心理学をひとひねりしたものです。彼のウェブサイト（www.psychotherapy-center.com）はすばらしく、興味深い記事が数多く掲載されていて、充実した情報を得ることができます。リードによれば、特定の経穴は大脳の特定部位に特定の結果を発生させることが研究の結果証明されたとのこと。REMAPでは、中国伝統医学で使う三六一の経穴を厳密なやりかたですべて使います。そうすることによって、プラクティショナーはどの経絡に治療が必要で、その経絡のどの経穴に治療が必要かを判断することができるといいます。リードはこれを、筋肉テストを使わなくてもできると主張しています。彼はさらに、REMAPは簡単に教えることができるともいいます。というのも、REMAP用の経穴図を考案したので、経穴はひとつたりとも記憶する必要がないからだそうです。REMAPは七段階のステップを踏むことで、発生中の問題の多様な側面を体系的に見きわめ治療していきます。最大強度の経絡に沿った経穴をひとつずつ体系的に処理していくことによって、情緒的問題を特定し、その問題の隠れた層を明らかにしていくというのがリードの主張です。

わが世代の最大の発見は、心のありようを変えることによって人生を変えることができるということだ。
——ウィリアム・ジェームズ

主な関連ウェブサイト

〔ここでの内容はアメリカ合衆国向けですが、参考のために収録します。〕

——アメリカ合衆国国内

www.energypsych.org

　これは「総合エネルギー心理学協会 Association for Comprehensive Energy Psychology（ACEP）」のウェブサイトです。専門家組織のネット上の人格《オンライン・ペルソナ》として、エネルギー心理学のプラクティショナーたちに役立っています。目的は「専門家によるエネルギー心理学」を活性化させ、「プラクティショナー・研究者・認可団体間の提携」を促進することです。

　これはセラピストや学者を対象としたサイトですが、簡単に理解できる良質な情報がふんだんにあり、どなたにも役立ちます。ACEP後援の研究について学ぶことができますし、エネルギー心理学に関するさまざまな専門的論文の原文を読むこともできます。通信教育継続講座や電話を通じて行なう講座への参加も可能です。書評や、国の内外を問わず行なわれている自主的な（たとえばACEP系列下にない）EPワークショップの一覧もあります。エネルギー心理学に関する多種多様な情報を集めてあるだけでなく、無数にあるそのほかのリソースへのリンクも提供しています。

www.the-tree-of-life.com

　アトラクター・フィールド・テクニック（AFT）もエネルギー心理学のひとつで、『パワーか、フォースか——人間のレベルを測る科学』（邦訳：三五館）の著者デヴィッド・R・ホーキンズ博士の見解を基盤にしています。ホーキンズは科学的なバックアップが皆無の途方もない主張をして、怪しげな領域に入り込んでいます。「わたしたちは自らがコントロールする力で生きていると考えているが、実際には、明らかにされていない源からの力に支配されていて、わたしたちにはその力を**どうすることもできない**」というのです。ホーキンズは自分には真実がわかっていると信じていて、AFTのタッピング・テクニックを使えば、心身の病はいずれも治すことができると主張しています。彼のいう特別な手順に従って毎日タッピングすることだけが、病気を引き起こす目に見えない力から確実に自由になる方法だと断言し、さまざまな嗜癖と病気に役立つきわめて特殊なタッピングの手順を推奨しています。

もし彼のやり方でタッピングしたいと思うなら、それが科学的には実証されていないことをどうか忘れないでください。そして、それゆえ、今行なっている薬物治療やそのほかの治療をやめてはいけません。

www.jmttechnique.com/

ジャフィ－メラー・テクニックはタッピングと筋肉テストを使って慢性的な変性疾患を治療するエネルギー心理学のひとつです。この治療法の創始者はキャロリン・ジャフィ博士と正看護師でもあるジュディ・メラー博士で、ふたりはいずれも長年ペンシルバニア州ワイオミッシングで鍼治療と代替医療を行なっています。ふたりのウェブサイトには、数多くの感謝の言葉や事例報告、公にされた論文が掲載されていますが、あなたの主治医の指示がないかぎり、主流医学による薬物治療はやめないでください。

――アメリカ合衆国以外

タッピング・テクニックはアメリカ以外の地域でも情緒的な問題、心理学的な問題に役立つ治療法として認められています。以下に紹介するのは、イギリスとニュージーランドのウェブサイト情報です。

www.theamt.com

「経絡エネルギー・セラピー協会 The Association for Meridian Energy Therapies（AMT）」のウェブサイトはエネルギー心理学の入り口として自らを説明しており、したがって非常に活気があり、いくぶん圧倒される感もあります。クライアントには経絡エネルギー・セラピー（METs）への手引きを、セラピストには「AMTトレーナー」の資格取得法に関する情報を提供しています。METsに関する論文へのリンクもあり、クライアントやセラピストのみならず学者にとっても有用かもしれません。AMTの本拠地はイギリスにあるため、お勧めのプラクティショナーやトレーナーもイギリスを拠点としています。このサイトでは、エネルギー心理学のディスカッション・グループに参加することができますし、「レヴュー」のセクションでは、「感謝や推薦の言葉、事実の報告、経絡エネルギー・セラピーの事例研究、書籍、トレーナー情報、創始者情報、講座案内」を提供しています。多数あるリンク先のなかには、EFTに関する無数の論文もあり、ゲアリー・クレイグの「TFTからEFTへの進化」も含まれています。

www.behaviourchanges.com

このウェブサイトはニュージーランドの人びとにEFTの手ほどきをするもので、有益で興味深いさまざまな論文を提供しています。前置きを読んだら、おもしろそうな論文のタイトルをクリックしてみてください。このサイトには、政府機関および癌学会の後援による治療実験の告知もされていて、実験では、禁煙プログラムにおけるタッピングの効果を試験することになっています。これは二重盲検試験なので、これによってタッピングが正当なものであると認められることを期待しています。

さらに情報を探すには

タッピングに関するウェブサイトはまだほかにも無数にあります。チャットルームや個人ブログ、eメールを使った非公式なディスカッション・グループ、タッピング専用のリストサーブ（自動メーリングリスト・サービス）もあります。yahoo.com で「health groups」を入れて検索すると、eメールを使ったTFT関連のディスカッション・グループがいくつかヒットします。ネット上には、反タッピング・グループや反エネルギー心理学グループも存在します。また、適切な個人の投稿サイトもあります。

まとめ　お忘れなく

本書にある情報は心の平安を得るのに役立ちます。タッピングによって、あなたのなかに存在する落ち着きや安らかさに働きかけることができます。安心はまさにあなたの手の内にあります。ただ、本書を読むだけでは充分ではありません。必ずタッピングもしてください。

見ながらやってみよう

② スポット一覧

1 顔の5つのツボ

□1　眉がしら
□2　眉じり
□3　目の下
□4　口ひげ
□5　あご

2 手の6つのツボ

□1　親指
□2　人差指
□3　中指
□4　小指
□5　V
□6　空手

3 上半身の3つのツボ

□1　鎖骨
□2　わきの下
□3　誓い

・14 すべてのスポットをタッピングしてみる。
・症状別に多くの人に効くスポットをタッピングしてみる。
・自分に効くスポットを見つける。

① センテンスのまとめ方

①悩まされている感情はどんなものですか？
②その感情をもたらす記憶・思考はどんなものですか？
③その状況を、短いフレーズにまとめてください。

↓

〈　　　　　　　　　　〉

例：太りすぎた自分が大きらいだ。

↓

たとえ〈　　　　　　　　　　〉としても、
―わたしはだいじょうぶ。
―わたしは自分を受け入れます。
―わたしはもうすぐだいじょうぶになる。

例：たとえ〈太りすぎた自分が大きらいだ〉としても
わたしは自分を受け入れます。

もう少しドラマティックに

- ・～、わたしはぜったい勝つ。
- ・～、わたしはそれをうまく処理できる。
- ・～、今は本当のことがわかっている。
- ・～、そのことはもう気にしない。
- ・～、それはもう乗り越えた。

あなたとあなたのその状況に効果のある言い回しなら、
どんなものでも使ってみてください。以下は参考例です。

- ・～、それは全然たいしたことではない。
- ・～、わたしの前にはすばらしい人生が広がっている。
- ・～、わたしは今後のことを考えていく。後ろは振り返らない。
- ・～、それにはもう興味がない。
- ・～、もう自分のことは自分で決められる。
- ・～、それは過去のこと。
- ・～、それはすぐに乗り越えられる。
- ・～、わたしは自分を許します。
- ・～、わたしにはもっと大きな、もっとすばらしいことが見つかった。
- ・～、それはもう卒業した。
- ・～、それはもうわたしにとって重要なことではない。

③ ホットスポット一覧

	眉がしら	眉じり	目の下	口ひげ	あご	親指	人差指	中指	小指	空手	V	鎖骨	わきの下
トラウマ	●											●	
拒　絶	●		●									●	●
葛　藤	●												
怒　り									●			●	
短　気	●					●							
激　怒		●										●	
不　安			●									●	●
パフォーマンス不安			●									●	●
不安定												●	
緊　張			●										●
強迫観念			●									●	
恐怖症			●									●	
恐怖心													●
狼　狽				●								●	
恥　辱				●	●							●	
悲しみ										●	●	●	
孤独感											●	●	
罪悪感							●		●	●	●	●	
嫉　妬								●				●	●
不寛容						●							
自信喪失				●									●
自分は無価値だという思い				●						●			

訳者あとがき

主流医学とタッピング——その双方を信奉し治療に役立てている著者は、主流医学がタッピングを認知しない現状を冷静に受け止め、その原因を分析し、タッピング界内の問題も把握したうえで、それでも実際の治療でたぐいまれな効果を上げているタッピングをぜひ使ってほしいという。それも、必ずしも専門家のもとに通い、高い治療費を払う必要はない、自宅で自分で手軽に活用してほしいと強調する。本書はそのためのガイドブックである。

ＴＦＴ（思考場療法）、ＥＦＴ（感情解放テクニック）など、タッピングを使ったセラピーはその誕生以来、多くの人びとを救ってきた。タッピング・セラピーは、経絡上のツボへのタッピングによって、心理的苦痛の原因となっている感情をニュートラルなものに変えるエネルギー療法であり、即効性を重視するブリーフ・セラピーである。ロジャー・キャラハンが開発したＴＦＴがその驚くべき即効性で世間に受け入れられたのち、ゲアリー・クレイグはそれを簡略化し、ＥＦＴとしてより多くの人びとが活用できるものにまとめた。

一方、その効果をさらに高めたいと考えたセラピストやプラクティショナーたちは自らが学んだ方法に自分なりの工夫を加えたものを提唱・実践するようになり、そのため、いったん簡略化に向かった流れが逆行したり、タッピング・スポットの選択と叩く順序、代理タッピング、筋肉テストなどに関して、タッピング界で合意に至らない問題が発生するようになってきた。しかし、本書の方法なら、そうした問題に悩む必要はまったくない。簡単かつ臨機応変である。

著者はタッピングの新しい「流派」を作ろうとしているのではない。この柔軟なタッピング法を活用し、読者ひとりひとりが自分の「ベスト・ヒーラー」になることを願っているのである。クワッカリーには容赦ない言葉を浴びせる反面、心に痛みを抱える人びとに対する眼差しは常に優しい。あなたには治る資格があると繰り返し勇気づけている。

では、具体的にはどんな点が簡単かつ臨機応変なのか？

まずはネガティブな感情の評価法である。わたしがそれまで知っていたTFT、EFTは、その度合いを1から10もしくは0から10までの数字で評価しているのに対し、本書では、A・B・C・D・Fの五段階で評価するだけである。Aはまったく苦痛を感じなくなった状態であるから、実質的には四段階だ。7だろうか8だろうか、5だろうか6だろうかと、微妙なところで迷わずにすむ。治療効果の判断も下しやすい。

次にタッピングの手順である。これは本書の方法の大きな特徴でもあるが、著者は自らの無数の治療経験から、タッピングのスポットを決めるのは「状況（症状）」ではなく「その人」だと信じており、したがって、TFTやEFTの決まりごとに無闇に縛られることなく、自分にとって特によく効くベスト・スポットを見つけ、それを活用して簡便な手順でタッピングするのがよいと強調する。そのベスト・スポットを見つけるのは治療者ではなく自分自身である。著者は自らの治療経験に照らして、クライアントはそれを把握するようになると断言して読者を励ます。

もちろん、いかに肝心なのは「その人」であっても、何もかもその人に丸投げされるわけではない。取り上げた各ケースで用いた手順や、各症状で特に効果的だと報告の多いスポットもきちんと紹介されているので、タッピングになじみのなかった読者も迷子になる心配はない。ただ、ひょっとしたらベスト・スポットの把握には繊細な感性が必要かもしれない。それでも、すぐに見つからなければ、全タッピング・スポットを叩けばいいのである。実はわたしもまだそうしている。全スポットを叩いても、それにかかる時間はほんのわずかだ。

さらに取り上げるべきは、本書でいうセンテンス――『EFTマニュアル』(春秋社)のアファーメイションにあたるもの――の簡潔さである。とにかく簡潔に、作成に多少時間がかかろうとも簡潔にまとめることがポイントだという。あれもこれもと欲張って長いセンテンスにすれば、焦点がぼけてしまうということだろう。タッピングの最中は、通常、この短いセンテンスもしくはさらに短いキーワードを声に出していうのだが、場合によっては心のなかで唱えるだけでかまわないというアドバイスもある。これによってタッピングを行なう場の選択肢が俄然《がぜん》増す。

本書によれば、とてつもなく複雑な状況ならともかく、日常に発生する小さなネガティブな感情であれば、大抵は自宅で、自分自身でタッピングして解決できるという。つい先ごろもわたし自身救われた。冠婚葬祭にストレスや衝突は付き物で、おめでたいはずの「婚」にまつわる問題で母とぶつかり、気分が悪くなるほどの怒りに襲われたとき、タッピングのおかげで平静に事実のみを見つめられるようになり、その後の判断を間違えずにすんだ。全スポットをひととおり叩き、最後に空手スポットのタッピングを繰り返しただけである。ものの一、二分のことである。そして、数ヶ月経つ今も、あのときの怒りはぶり返していない。

タッピングの効果はまだ科学的には立証されていない。けれども、実際に使ってみれば、効果のほどを実感することができる。なぜこのようなやり方で変われるのかと、わが身・わが心を疑いたくなるほどである。当然ながら、主流医学に任せるべき疾患は任せなくてはならない。そうした疾患でなくても、ひとりで処理できない厄介な心理的苦痛を抱えた場合は専門家に助けを求めるべきである。しかし、この区別をきちんとするなら、あとは難しく考えることはないのではないか。

社会が複雑化し、情報が氾濫《はんらん》・錯綜《さくそう》し、経済状況が下降するなかで、日常のネガティブな感情に振り回されることなく平静になれたら、人生に対する処し方も変わってくるにちがいない。小さな感情の乱れを整えて平穏な日々の生活を楽しむために、自分が自分の「ベスト・ヒーラー」となるために、自分で手軽にできる癒しとして本書が役立つなら幸いである。

すでにタッピングの専門家として活躍されている方々には、ご自身のメソッドをさらに即効性と効果のある使いやすいものにし、より多くのクライアントが救われる道を拡げていくうえでも、本書を役立てていただければと心から願っている。

最後に、編集でひとかたならぬお世話になった春秋社の賀内麻由子さんに心よりお礼申し上げます。ありがとうございました。

浅田仁子

著者：ロベルタ・テムズ（Roberta Temes, PhD）
心理療法士、催眠療法士。ダウンステート医科大学の教授会員。ベストセラー『世界一わかりやすい催眠 *The Complete Idiot's Guide to Hypnosis*』をはじめとして、心の健康に関する著書が多数ある。1985年から2000年まで、『トルー・ストーリー *True Story*』誌の人気コラム「ロベルタ博士に訊く」を月一で執筆し、『レッドブック Redbook』『アルア *Allure*』『ブライズ *Brides*』『グッド・ハウスキーピング *Good Housekeeping*』など多くの雑誌や新聞で著書に関するインタヴューに応じている。個人で開業もしている。ニュージャージー州スコッチ・プレーンにて夫とふたり暮らし。

訳者：浅田仁子（あさだ・きみこ）
静岡県生まれ。お茶の水女子大学文教育学部文学科英文科卒。社団法人日本海運集会所勤務、BABEL UNIVERSITY 講師を経て、英日、仏日の翻訳者に。訳書に『サーノ博士のヒーリング・バックペイン』『RESOLVE 自分を変える最新心理テクニック』『NLPハンドブック』『こころを変える NLP』『クリーン・ランゲージ入門』『ミルトン・エリクソン心理療法：＜レジリエンス＞を育てる』『ホスピスの母 マザー・エイケンヘッド』（春秋社）、『マッサージ・バイブル』（創元社）『山刀で切り裂かれて』（アスコム）、『パクス・ガイアへの道』（日本教文社）、『NLPメタファーの技法』（実務教育出版）などがある。

The Tapping Cure
A Revolutionary System for Rapid Relief from Phobias,
Anxiety, Post-Traumatic Stress Disorder and More
by Roberta Temes, Ph D

タッピング入門 シンプルになった〈TFT & EFT〉

2009年4月30日　第1刷発行
2016年2月25日　第8刷発行

著　者　ロベルタ・テムズ
訳　者　浅田仁子

発行者　澤畑吉和
発行所　株式会社 春秋社

〒101-0021 東京都千代田区外神田2-18-6
電話　(03)3255-9611（営業）
(03)3255-9614（編集）
振替　00180-6-24861
http://www.shunjusha.co.jp/

印刷所　株式会社 シナノ
製本所　株式会社 三水舎
装　幀　Malpu Design（清水良洋）

ISBN978-4-393-36504-5 C0011　定価はカバー等に表示してあります